U0221579

妇幼相关临床急救手册

主　编　陈　良　陈安儿　张仕铜
副主编　张百蕾　严海雅　吕　勤

ZHEJIANG UNIVERSITY PRESS
浙江大学出版社
·杭州·

图书在版编目(CIP)数据

妇幼相关临床急救手册 / 陈良,陈安儿,张仕铜主编. — 杭州:浙江大学出版社,2023.2

ISBN 978-7-308-23423-8

Ⅰ.①妇… Ⅱ.①陈… ②陈… ③张… Ⅲ.①妇产科病—急救—手册②小儿疾病—急救—手册 Ⅳ.①R710.597－62②R720.597－62

中国版本图书馆 CIP 数据核字(2022)第 245943 号

妇幼相关临床急救手册

陈 良 陈安儿 张仕铜 主编

责任编辑	潘晶晶
责任校对	金佩雯
封面设计	十木米
出版发行	浙江大学出版社
	(杭州市天目山路 148 号 邮政编码 310007)
	(网址:http://www.zjupress.com)
排 版	杭州晨特广告有限公司
印 刷	浙江省邮电印刷股份有限公司
开 本	880mm×1230mm 1/32
印 张	4.125
字 数	103 千
版 印 次	2023 年 2 月第 1 版 2023 年 2 月第 1 次印刷
书 号	ISBN 978-7-308-23423-8
定 价	36.00 元

编委会

前　言

　　人民健康是现代化最重要的指标,是人民幸福生活的基础。党的十八大以来,以习近平同志为核心的党中央始终把人民健康放在优先发展的战略位置,确立了新时代卫生健康工作方针,走出了一条中国特色卫生健康事业改革发展之路,取得了一系列标志性成果。过去的十年是我国卫生健康事业进步最大的十年,人均预期寿命从 74.8 岁增长到 78.2 岁,主要健康指标居于中高收入国家前列,人民群众健康权益得到充分保障。

　　妇女儿童健康是全民健康的基石,是衡量社会文明进步的重要标尺。秉持"生命、责任、技能、良知"的急救理念,以"到得更快、救得更好"为应急目标,以"生命至上、救人第一"为使命担当,宁波市妇女儿童医院全体医师用发展体现忠诚,用责任体现担当,坚决把党的二十大精神付诸行动、见之于成效,推进院内急救工作高质量发展,提供零到百岁的全生命周期健康服务,真正守护好"一老一小",为健康中国贡献力量,为守护人民生命健康保驾护航。

　　本书是宁波市妇女儿童医院临床一线医师专业知识和临床经验的总结,是以母婴为中心、以团队医疗为核心、以循证医学为准绳的多学科应急手册。本书主要介绍了产科危急重症、围麻醉期意外、新生儿急症的疾病特点、识别评估、应急措施及步骤、注意事项，侧重于临床，内容全面，易于理解，具有较强的实用性和科学性，有利于妇幼急救技术的推广和开展。本书可供妇产科、新生儿科医生和护士，以及急救工作人员、医学院校学生阅读参考。

由于编者水平有限，书中难免存在疏漏，欢迎各位读者批评指正，我们定将不断改进和完善。

编者

2022 年 11 月

目 录 Contents

临床产科篇

妇幼麻醉篇

临床新生儿篇

第四章　新生儿急症应急预案 …………………………… 95

临床 产科篇

第一章

产科危急重症应急预案

第一节　羊水栓塞

 一、疾病特点

羊水栓塞是极其严重的产科并发症,以起病突然、病情凶险、难以预测、病死率高为临床特点,典型临床表现是突然发生的低氧血症、低血压和严重产后出血(凝血功能障碍)。

 二、识别评估

如果妊娠及产后患者突发以下情况,应该考虑羊水栓塞,须立即抢救(图 1-1):

1.呛咳、发绀、胸痛、呼吸抑制、氧饱和度下降等。

2.循环系统功能障碍,包括低血压、心动过缓、心律失常、心搏骤停等。

3.凝血功能障碍,弥散性血管内凝血(DIC)。

4.烦躁不安或意识障碍。

5.无法解释的胎儿窘迫。

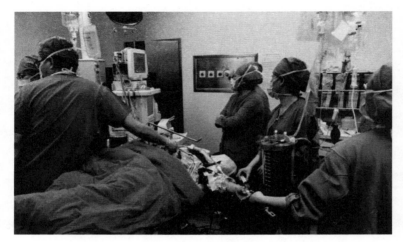

图 1-1 羊水栓塞抢救

三、应急措施及步骤

1. 准备紧急气管插管,高流量纯氧通气[对心搏骤停者,首先给予高质量心肺复苏(CPR)]。

2. 建立大容量的静脉通道,置入中心静脉导管及动脉导管,进行液体复苏[常用林格液 500ml,静脉滴注(ivgtt,简称静滴),监测生命体征,注意高容量负荷]。

3. 应用升压药物:去甲肾上腺素 $0.05\sim3.3\mu g/(kg\cdot min)$。

4. 应用正性肌力药物:多巴酚丁胺 $2.5\sim5\mu g/(kg\cdot min)$ 或米力农 $0.25\sim0.75\mu g/(kg\cdot min)$。

5. 解除肺动脉高压:前列环素 $1\sim2ng/(kg\cdot h)$ 静脉泵入,或西地那非 20mg 口服(每天 3 次),也可罂粟碱 $30\sim90mg$ 缓慢静脉推注(简称静推)。

6. 抗过敏:氢化可的松 $500\sim1000mg$ 分次静滴,或地塞米松 20mg 静推＋20mg 静滴。

7.产科处理:若患者宫口未开全,应准备紧急剖宫产术;若患者宫口开全,先露≥+2,应阴道助产;若弥散性血管内凝血难以纠正且大量活动性出血危及产妇生命,应果断切除子宫。弥散性血管内凝血是由特定诱因引发的复杂的病理过程:凝血系统激活、血小板活化、纤维蛋白沉积,导致弥散性血管内微血栓形成;继之,消耗性降低多种凝血因子和血小板;纤溶系统亦可激活,导致纤溶亢进。临床上以出血、栓塞、微循环障碍和微血管病性溶血等为突出表现。

8.必要时可通过主动脉内球囊反搏、体外膜氧合(ECMO)、体外循环等进行循环支持。

 四、注意事项

1.维持血流动力学稳定,预防右心衰竭。

2.积极防治感染,维护脏器功能,避免过多液体复苏,防止缺血-再灌注损伤。

3.强调多学科团队合作。

第二节　新生儿窒息

 一、疾病特点

新生儿窒息是指产前或分娩过程中胎儿缺氧,或娩出过程中新生儿发生呼吸困难,出生后1min内无法建立自主呼吸的病症。新生儿窒息是导致新生儿脑瘫、致残及死亡的主要原因。

 二、识别评估

出生后即刻评估4项指标:①足月吗? ②羊水清吗? ③肌张力好吗? ④哭声或呼吸好吗?

如 4 项回答均为"是",应快速彻底擦干后,予以新生儿与母亲皮肤接触,进行常规护理。如 4 项回答中有 1 项为"否",则进入复苏流程,开始初步复苏。如羊水有胎粪污染,则进行有无活力的评估,并决定是否需要通过气管插管吸引胎粪。

启动复苏程序后的评估主要基于呼吸、心率和经皮动脉血氧饱和度(SpO$_2$)3 项指标。通过评估这 3 项指标,确定每一步骤是否有效,其中心率是最重要的指标。"评估—决策—措施"的程序在整个复苏过程中不断重复(图 1-2)。

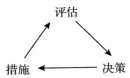

图 1-2 新生儿窒息复苏基本程序

 三、应急措施及步骤

1. 初步复苏。

(1)置于辐射台保暖(32～34℃,早产儿根据中心温度设置),擦干,触觉刺激。

(2)体位:鼻吸气位。

(3)必要时清理呼吸道(羊水Ⅲ度污染时,需气管内吸引)。

(4)评估呼吸和心率:心前区听诊是最初评估心率的首选方法,计数心率 6s。

2. 正压通气(条件:①呼吸暂停或喘息样呼吸;②心率＜100 次/min)。

(1)正压通气的频率为 40～60 次/min。

(2)足月儿和胎龄≥35 周早产儿用 21％氧气开始复苏,胎龄＜35 周早产儿用 21％～40％氧气开始。

3.气管插管。

整个操作要求在 20～30s 内完成。气管导管型号(导管内径)的选择见表 1-1。插管深度(唇端距离)公式:出生体重(kg)＋(5.5～6.0)cm。

表 1-1 气管导管型号(导管内径)

胎龄(周)	新生儿体重(g)	导管内径(mm)
＜28	＜1000	2.5
20～34	1000～2000	3.0
＞34	＞2000	3.5

4.胸外心脏按压:若心率＜60 次/min,同时进行正压人工呼吸和胸外心脏按压。

5.药物治疗(心率＜60 次/min)。

(1)肾上腺素:1∶10000 肾上腺素 0.5～1ml/kg 气管导管内给药,或 0.1～0.3ml/kg 脐静脉给药。必要时,3～5min 重复给药。

(2)生理盐水扩容:生理盐水首次剂量为 10ml/kg,经脐静脉或外周静脉 5～10min 缓慢推入,必要时可重复使用。

评价:抢救过程中反复评估心率、呼吸、氧合状况等,复苏流程详见图 1-3。

 四、注意事项

1.对每一次复苏,强调复苏前讨论和复苏后总结的重要性,加强平时的复苏演练(图 1-4)。

2.使用自动充气式气囊前,要检查减压阀;要求在黄金 1min 内实施有效的正压通气。

3.正压通气须在脉搏血氧饱和度仪的监测指导下进行。

4.持续面罩气囊正压通气（＞2min），需经口插入胃管，避免胃胀气。

5.加强复苏后监护。

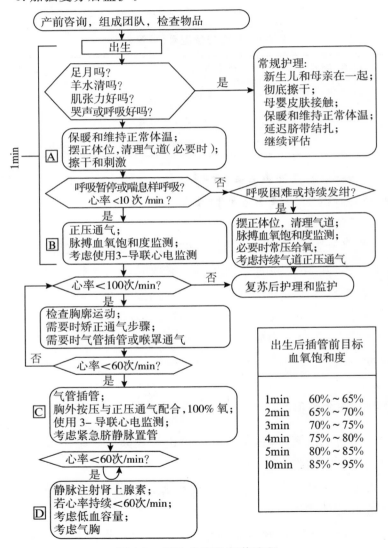

图 1-3　新生儿窒息复苏流程

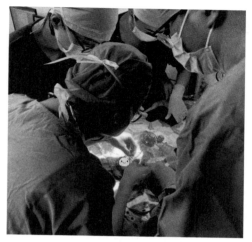

图 1-4　新生儿窒息复苏演练

第三节　脐带脱垂

 一、疾病特点

脐带脱垂是无法预测的产科急症,高危因素包括胎位异常、胎先露未衔接、早产、羊水过多和产科手术操作等。脐带受压和血管痉挛导致胎儿急性缺氧,甚至胎死宫内,需尽快终止妊娠。

 二、识别评估

1.胎动、宫缩后胎心率突然变慢,改变体位、上推先露及抬高臀部后可迅速恢复。

2.在胎先露旁或胎先露部下方及在阴道内触及脐带。

3.脐带脱出于外阴。

三、应急措施及步骤

1. 做好紧急剖宫产准备。

2. 对胎膜未破而发现隐性脐带脱垂的患者,应采取臀高头低位。密切监测胎心率。改变体位后,脐带有退回可能,但以剖宫产较为安全。

3. 对破膜后发现脐带脱垂的患者,应立即采取臀高头低位。助产士手经阴道上推胎先露以减轻脐带受压。监测胎心率。

4. 乳酸钠林格液 500ml 静滴。

5. 尽快协助胎儿娩出:对于宫口开全(+3)、头盆相称者,送入产房,采取脐带还纳术,会阴侧切后尽快阴道助娩;对于短期内胎儿不能经阴道娩出者,迅速行紧急剖宫产术,准备过程中应保持患者臀高头低位,用手持续上推先露部(图 1-5)。

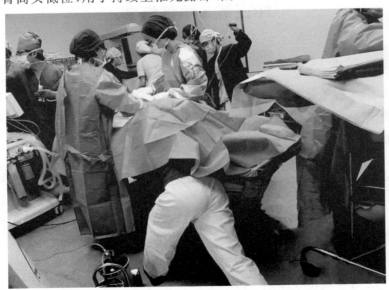

图 1-5　脐带脱垂紧急剖宫产

四、注意事项

1. 强调团队协作：麻醉医生、新生儿科医生等协作，及时启动紧急剖宫产术。

2. 做好新生儿窒息复苏的准备。

第四节　产后出血

 一、疾病特点

产后出血：胎儿娩出后 24h 内，阴道分娩者阴道出血≥500ml、剖宫产者出血≥1000ml。产后出血是严重的分娩并发症，也是我国孕产妇死亡的首要原因。严重产后出血：胎儿娩出后 24h 内出血量≥1000ml。难治性产后出血：经过宫缩剂、持续性子宫按摩或按压等保守措施，仍无法止血，需要行外科手术、介入治疗甚至切除子宫的严重产后出血。尤其是软产道裂伤导致的阴道壁血肿，往往比较隐匿，易于漏诊。因此，产后出血早期识别及处理极为重要。

 二、识别评估

1. 胎儿娩出后立即发生阴道流血，色鲜红，考虑软产道裂伤；失血表现明显，伴阴道疼痛而出血不多，考虑隐匿性产道损伤、血肿等。

2. 胎儿娩出数分钟后出现阴道流血，色暗红，考虑胎盘因素。

3. 胎盘娩出后阴道流血较多，应考虑子宫收缩乏力或胎盘、胎膜残留。

4. 胎儿娩出后阴道持续流血，且血液不凝，考虑凝血功能障碍。

三、应急措施及步骤

针对出血原因,迅速止血;补充血容量,纠正失血性休克;预防感染(图 1-6)。

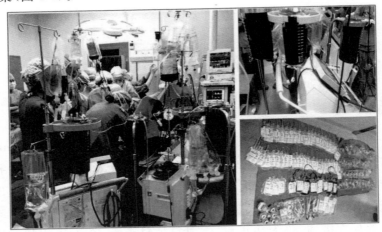

图 1-6 产后出血抢救场景

1. 子宫收缩乏力:按摩宫底;应用宫缩剂;宫腔纱条或球囊填塞;子宫压迫缝合;结扎盆腔血管;髂内动脉或子宫动脉栓塞;对以上措施无效者切除子宫。

2. 胎盘因素:行清宫术、局部切除及子宫压迫缝合术、子宫动脉栓塞术等保守治疗;对保守治疗无效者切除子宫。

3. 软产道损伤:按解剖层次逐层缝合裂伤;切开血肿引流。

4. 凝血功能障碍:迅速补充相应凝血因子,维持凝血酶原时间(PT)及活化部分凝血酶原时间(APTT)均小于 1.5 倍平均值,维持纤维蛋白原>2g/L。

5. 失血性休克:取休克体位,保暖,吸氧;至少建立两条静脉通路,及时补充晶体液及血液制品,做好颈内静脉置管的准备。

如果血压持续低,应用升压药物及肾上腺皮质激素等。

四、注意事项

1. 抢救过程中随时做血气分析、血常规、凝血功能等检查,及时纠酸。

2. 留置尿管,监测尿量,防治肾衰竭。

3. 预防感染。

4. 多学科团队协作,保护重要脏器功能,减少并发症。

第五节 子 痫

 一、疾病特点

子痫是在子痫前期基础上发生的,不能用其他原因解释的全身性抽搐,是子痫前期发展到最严重阶段的表现,也是孕产妇致残及死亡的重要原因。

 二、识别评估

1. 前期症状短暂表现为抽搐、面部充血、口吐白沫。

2. 随之,深部肌肉僵硬,深昏迷;很快发展为典型的全身强直-阵挛性惊厥、有节律的肌肉收缩和紧张,持续约 1~1.5min,持续期间无呼吸动作。

3. 抽搐停止,呼吸恢复,但仍昏迷。最后意识恢复,但困惑、易激惹、烦躁。

 三、应急措施及步骤

1. 去枕平卧,头偏向一侧。清理呼吸道,保持气道通畅。

2.控制抽搐：硫酸镁是首选药物，负荷量 4～6g，溶于 20ml 10％葡萄糖溶液后微泵静推（15～20min），或溶于 100ml 5％葡萄糖溶液后快速静滴（15～20min），继而 1～2g/h 静滴维持。对硫酸镁控制抽搐效果不佳者，考虑应用冬眠合剂[氯丙嗪（50mg）＋哌替啶（100mg）＋异丙嗪（50mg）]，通常以 1/3～1/2 量肌内注射（im，简称肌注），或以半量加入 250ml 5％葡萄糖溶液后静滴，或地西泮 10mg 肌注（当心呼吸抑制、心搏骤停风险）。

3.控制血压（降压目标＜160/110mmHg，首选静脉降压）：应用硝酸甘油、乌拉地尔等。

4.纠正缺氧和酸中毒。

5.快速脱水以降低颅内压：20％甘露醇 250ml 快速静滴。

6.一旦抽搐控制后，即可考虑终止妊娠。

四、注意事项

1.抢救过程中随时做血气分析、血常规、凝血功能、生化等检查。

2.密切观察瞳孔大小和对光反射、生命体征、尿量，预防坠地外伤、唇舌咬伤。

3.预防感染。

4.多学科合作，协助孕妇器官功能评估。

第六节　肩难产

一、疾病特点

肩难产：胎头娩出后，胎儿前肩被嵌顿于耻骨联合上方，用常规助产方法不能娩出。超过 50％的肩难产发生于正常体重新生儿,因此无法准确预测和预防。常见的母儿并发症有产后出血、严重会阴裂伤、新生儿骨折和臂丛神经损伤。

高危因素:①巨大儿;②肩难产史;③妊娠糖尿病;④过期妊娠;⑤骨盆异常。

产时高危表现:①第一产程活跃期延长;②第二产程延长伴"乌龟征";③使用胎头吸引器或产钳助产。

 二、识别评估

胎头在会阴部回缩("乌龟征");轻轻牵拉不能娩出前肩。

 三、应急措施及步骤

"HELPERR"口诀。

1. H＝Help,通知就援,包括新生儿复苏人员、产科及外科人员、麻醉人员。

2. E＝Evaluate,判断是否需要会阴切开。

3. L＝Legs,采用 McRoberts 操作法,将产妇的髋部屈曲,使大腿压向腹部(两人协助)。

4. P＝Pressure,耻骨上加压。

5. E＝Enter,阴道内操作。

(1)Rubin 操作法:从后方进入胎儿前肩的后部,施力于肩胛骨,令肩膀内收并旋转到斜径上,继续 McRoberts 操作。

(2)Woods 旋转操作:从前方进入胎儿的后肩,轻轻将肩推向耻骨,结合 Rubin 操作,两手各作用于一只肩膀协同旋转。

(3)反向 Woods 旋转法:从后方进入胎儿后肩,以 Rubin 操作法或 Woods 旋转法反向旋转胎儿。

6. R＝Remove,采用后肩娩出法,手深入阴道,压曲后肘使其屈曲于胸前,以洗脸式牵拉出后臂,随即娩出后肩。

7.R＝Roll,将产妇转为四肢着床位,以增大骨盆前后径。转动及重力作用有利于解除嵌顿。轻轻向下牵拉,娩出后肩。

 四、注意事项

1.动作轻柔,避免暴力操作。

2.强调多学科合作。

3.做好新生儿窒息复苏的准备。

第七节　胎盘早剥

一、疾病特点

胎盘早剥是产前出血的重要原因,由于剥离位置和面积不同,临床表现差异巨大,而且早期诊断困难。严重时出现患者失血性休克、弥散性血管内凝血,新生儿重度窒息甚至胎死宫内。

 二、识别评估

孕妇突发持续性腹痛、腰酸或腰背痛,伴或不伴阴道流血。子宫张力高,临床无法解释的异常胎心监护(基线变异消失或者晚期减速),超声提示胎盘后血肿。

三、应急措施及步骤

1.应立即心电监护,测血压、脉搏,行胎心监护。动态观察阴道出血情况和宫高,同时报告上级医生。

2.给予吸氧,迅速建立静脉通道,积极采血以进行血常规、凝血功能检查及交叉配血试验,行 B 超检查等,及时追踪结果,及时处理,注意病情的动态变化。

3.联系输血科,迅速补充血容量,改善血液循环,纠正休克。根据血红蛋白及凝血功能检查结果,补充红细胞悬液、新鲜冰冻血浆、纤维蛋白原和冷沉淀等。

4.持续心电监护,严密监测生命体征变化、尿量、胎心、宫高、腹痛、阴道流血等情况。

5.根据病情及时终止妊娠。

(1)如阴道流血多,胎心监护反应差,宫口<10cm,先露+2cm以上,应紧急剖宫产。对术中发现的子宫胎盘卒中者,积极促宫缩治疗,纠正凝血功能障碍(图 1-7)。

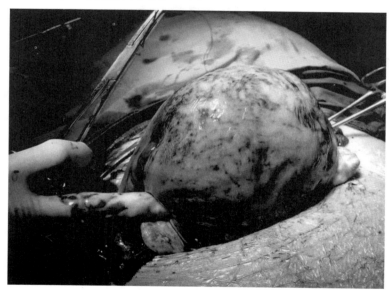

图 1-7 子宫胎盘卒中

(2)如阴道出血多,胎心监护反应好,宫口开 10cm,先露+3cm,应产钳或头吸助产。

（3）如母体一般情况好，阴道出血少，胎心监护反应好，宫口＜10cm，且 B 超提示胎盘边缘性剥离，可在严密监测下阴道试产。

四、注意事项

1. 强调多学科团队合作。

2. 关心产妇，给予心理支持，消除其恐惧紧张心理；充分告知家属病情，取得配合。

3. 做好新生儿窒息复苏的抢救准备。

4. 胎盘早剥易引发凝血功能障碍，应根据病情及时终止妊娠，术前联系输血科，保证血液制品供给。

第八节　子宫破裂

一、疾病特点

子宫破裂是直接危及孕产妇和胎儿生命的严重并发症。主要表现：腹痛、病理性缩复环、血尿、胎儿窘迫。常见原因：①子宫手术史（瘢痕子宫）；②先露下降受阻；③子宫收缩药物使用不当；④产科手术损伤。一旦确诊，应尽快剖宫产以终止妊娠。

二、识别评估

1. 产妇出现子宫强直性或痉挛性过强宫缩。

2. 产妇烦躁不安，呼吸心率增快，下腹疼痛难忍，腹部出现病理性缩复环，膀胱受压充血，出现排尿困难及血尿。

3. 胎心加快或减慢，或听不清，电子胎心监护图形异常。

4. 产妇心动过速、低血压、晕厥或休克，胎先露异常，腹部轮廓改变等。

三、应急措施及步骤

1. 停止催产素引产和一切操作。

2. 建立静脉通道,予面罩吸氧,留置导尿,密切监测生命体征,记录病情。

3. 对先兆子宫破裂者,立即肌注哌替啶 100mg 或静脉全身麻醉抑制子宫收缩,尽快做好剖宫产术准备。

4. 对子宫破裂者,在输液或输血和抢救休克的同时,无论胎儿是否存活,均应尽快行剖宫产及子宫破裂修补手术(图 1-8)。

5. 术前做好新生儿窒息复苏准备。

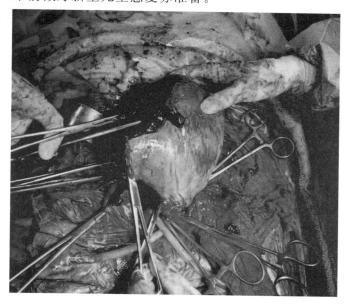

图 1-8　子宫破裂

 四、注意事项

1. 强调多学科团队合作,维持患者循环稳定。

2.关心产妇,给予心理支持,消除其恐惧紧张心理;充分告知家属患者病情,取得配合。

3.术前联系新生儿科医生做好新生儿窒息复苏的抢救准备。

第九节　前置胎盘

 一、疾病特点

前置胎盘是妊娠晚期出血和早产的重要原因,与围产期母儿并发症及死亡密切相关。特点是无诱因、无痛性反复阴道出血。

前置胎盘的高危因素包括流产、宫腔操作、产褥感染,既往前置胎盘病史、剖宫产术史等,多胎、多产、高龄、吸烟、摄入可卡因、辅助生殖等。

 二、识别评估

1.妊娠晚期或临产时,发生无诱因、无痛性反复阴道流血。大量出血,呈现面色苍白,脉搏增快、微弱,血压下降等休克表现。

2.子宫软,轮廓清楚,无压痛,胎先露高浮或伴有胎位异常。

3.B超提示前置胎盘。

👉 **三、应急措施及步骤**

1.密切观察产妇有无阴道出血情况及其各项生命体征,观察产程变化。

2.及时备血、抽血以送各种化验,做好抗休克及新生儿复苏抢救的各项准备。

3.若发生阴道出血情况,立即通知医生,做好急诊手术准备。

4.及时与患者家属沟通,交代病情,留取知情同意书。

5.由产科医师依据产妇情况及胎儿的成熟度,决定处理方式(如出血量多,危及母儿生命,及时通知二线医生、科主任;必要时通知医务科,由危重孕产妇抢救小组负责救治工作)。

(1)期待疗法:适用于孕周<34周,胎儿体重<2000g,胎儿存活,阴道出血量不多,一般情况良好的孕妇。卧床休息,左侧卧位,保持心态平衡,保持病室安静;禁止肛检及阴道检查;纠正贫血,及时开通静脉通道,必要时给予输血;采用抑制宫缩药物,如利托君、阿托西班等;促胎肺成熟,地塞米松6mg,每天2次肌注,连用48h;密切观察出血情况及胎心、胎儿生长发育,适时结束妊娠。

(2)终止妊娠指征:孕妇反复多量出血,甚至休克(无论胎儿是否成熟);胎儿窘迫等产科指征;孕周已达36周;胎儿宫内已成熟。

四、注意事项

1.对凶险性前置胎盘,强调分级诊疗及多学科合作:联合麻醉科、ICU、检验科、输血科及新生儿科等多学科共同救治,确保手术期间血液制品及止血药物和用品备齐,并行预防性抗感染治疗(图1-9)。

2.术前联系新生儿科医生,做好新生儿窒息复苏的抢救准备。

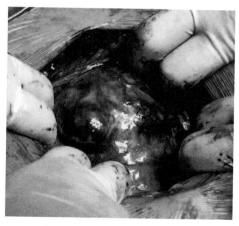

图1-9 凶险性前置胎盘

第十节　急性肺栓塞

一、疾病特点

　　急性肺栓塞(PE)是最常见的孕产妇死亡原因之一。特征:大面积血栓性肺阻塞导致血流动力学不稳定和循环衰竭。急性肺栓塞患者的表现多种多样,从无症状或轻微症状到猝死等。患者的预后取决于右心室对栓塞引起后负荷增加的承受能力(图1-10和图1-11)。

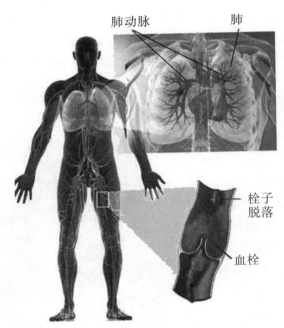

图 1-10　肺栓塞示意图

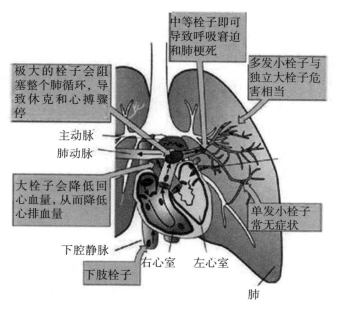

中等栓子即可导致呼吸窘迫和肺梗死

极大的栓子会阻塞整个肺循环，导致休克和心搏骤停

多发小栓子与独立大栓子危害相当

主动脉

肺动脉

大栓子会降低回心血量，从而降低心排血量

单发小栓子常无症状

下腔静脉

右心室　　左心室

下肢栓子

肺

图 1-11　肺栓塞解剖

 二、识别评估

1. 突发呼吸困难、严重胸痛、晕厥或休克。

2. 既往曾有肺栓塞或近期有下肢深静脉血栓病史。

3. 血氧饱和度及血压下降。

 三、应急措施及步骤

1. 急查心电图（ECG）、D-二聚体及胸部 CT。

2. 建立静脉通道。镇静、止痛治疗：地西泮 5～10mg 或吗啡 3～10mg，肌注或静脉注射（iv）。

3. 绝对卧床休息，高流量吸氧，力争保持血氧饱和度在 95％以上。血流动力学支持治疗：多巴酚丁胺 5～10μg/（kg·min）；肾上腺素 0.2～2μg/(kg・min)。

4. 如有低血压或休克表现,汇报二线医生,立即联系放射科行急诊心脏彩超或肺动脉 CT 造影(CTPA)。如心脏彩超或 CTPA 结果阳性,立即启动肺栓塞快速反应团队,有条件者立即行溶栓或手术取栓治疗;无条件者电话联系血管外科,快速转院。

5. 如没有低血压或休克表现,追踪 D-二聚体测定结果。如结果为阳性,建议行 CTPA,进一步明确。

6. 结合病情严重程度、孕周及胎儿宫内情况等因素综合分析,做出继续妊娠或终止妊娠的决定。

四、注意事项

1. 一旦怀疑肺栓塞,应迅速启动肺栓塞快速反应团队,有条件者立即行溶栓或手术取栓治疗;无条件者电话联系血管外科,快速转院。

2. 由于妊娠的特殊性,在决定溶栓治疗前,需要权衡考虑溶栓可能导致的严重出血对母胎的致命影响。

第十一节　急性心力衰竭

 一、疾病特点

急性心力衰竭是常见的急重症,是指继发于心脏功能异常而症状和体征迅速发生或恶化,并伴有血浆利尿钠肽水平升高的临床综合征,可分为急性左心衰竭与急性右心衰竭。孕前患有先天性、风湿性或高血压性心脏病等原发性疾病的孕妇妊娠期容易诱发急性心力衰竭。需要关注的是,妊娠期贫血、甲亢、多胎妊娠、羊水过多、严重心律失常、妊娠期高血压、围生期心脏病等也是心力衰竭的常见诱因。

妊娠期急性心力衰竭是孕产妇死亡的主要原因,因此预警及早期干预极为重要。

二、识别评估

1.待产或产时、产后:孕产妇出现胸闷、憋气、不能平卧,或者咳嗽、咳泡沫痰及咯血。

2.血氧饱和度下降,两肺哮鸣音或湿啰音,严重者血压下降、窒息、昏迷。

三、应急措施及步骤

1.患者半卧位或坐位,高流量吸氧(6～8L/min)或者加压供氧。

2.使用镇静剂:吗啡 10mg 肌注,或哌替啶 50mg 肌注。

3.内科急会诊:对低排高阻型心力衰竭患者,给予强心利尿。多采用快速洋地黄类药物,如去乙酰毛花苷(西地兰)0.2～0.4mg加入 25％葡萄糖 20ml,缓慢静脉注射,4～6h 后重复给药,总量不超过 0.8～1.0mg。同时可给予呋塞米 20～40mg,静脉注射,对合并肺水肿者,效果更好。

4.患者发生急性肺水肿时,可地塞米松 10～20mg 静脉注射,以解除支气管痉挛,缓解肺水肿。

5.心力衰竭控制后及时终止妊娠:根据胎先露及宫口情况,选择剖宫产或阴道助产,并与麻醉医生充分合作,保证患者循环稳定。

6.预防心搏骤停,做好心肺复苏准备。

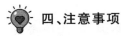 **四、注意事项**

1.强调多学科合作。

2.密切观察产妇的心率、呼吸、脉搏、血压、体温等。

3.产后患者卧床休息,保证休息充分。

4.产程开始后应用广谱抗生素预防感染,尤其要预防亚急性感染性心内膜炎的发生,自临产至产后 1 周无感染方可停药。

5.产后如果患者心率持续超过 100 次/min,继续应用强心药。还需心内科会诊,警惕围生期心肌病的发生。

妇幼 麻醉 篇

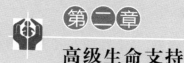

第二章

高级生命支持

第一节　心搏骤停

一、疾病特点

心搏骤停是指心脏突然停止射血,造成循环停止而产生的一系列症状和体征,包括意识丧失、晕厥、大动脉搏动消失等。它是一个全球性的健康问题。因心搏骤停死亡的人数占所有心血管疾病死亡人数的50%。而手术室环境下患者的心搏骤停是一种罕见但潜在的灾难性事件,估计成人发病率为(0.2~1.1)/1万人,儿童(1.4~4.6)/1万人。

二、识别评估

1. 心电图成一条直线,脉搏消失(优先确认颈/股动脉搏动)。

2. 术中可发现有创测压波形消失、动脉血压测不出(但应避免将注意力过多集中在监测上)。

3. 脉搏血氧饱和度测量信号消失和呼气末二氧化碳分压($PETCO_2$)读数降低(提示麻醉医师进行脉搏检查,主动排除即将发生心搏骤停的可能性)。

☞ **三、应急措施及步骤**

1.一旦发现患者心搏骤停,马上呼叫并寻求帮助,启动应急预案。

2.停止手术/操作,停用麻醉药和血管扩张药,恢复患者仰卧位,开始胸外心脏按压。

3.控制呼吸,保证氧合。对未插管者,可用面罩控制呼吸,高流量纯氧通气,做喉罩置入或气管插管准备。一有条件,应立即进行气管插管或置入喉罩。

4.确保静脉通路(必要时考虑骨髓内输液)。

5.应用肾上腺素:每隔3~5min静脉注射1mg(对不可电击者尽早使用)。

6.如果患者心律变为可除颤心律——心室颤动/室性心动过速(简称室颤/室速,VF/VT),应立即除颤(双相波200J,单相波360J)。对除颤无反应者,可考虑使用胺碘酮或利多卡因。

7.分配复苏团队角色(表2-1),并进行复苏记录。

表 2-1　复苏团队

角色功能	职责	团队成员
领队	分配角色,指导复苏	最熟悉患者和流程的麻醉医师
气道管理	准备设备和O_2,执行气道和胃管的置入,管理患者的通气	第二名麻醉医师
按压	提供胸外心脏按压(至少需要2人,2min更换)	外科医师或洗手护士
血管通路	建立血管内或骨髓通路,负责管理液体和药物	护士、麻醉医师或外科医师

续表

角色功能	职责	团队成员
监护	操作监护仪和除颤仪,检查脉搏,分析节律	外科医师或洗手护士
记录	记录复苏效果,对照复苏列表的目标,必要时回顾抢救记录	巡回护士

8.围手术期心搏骤停常见诱因的鉴别:出血、麻醉剂过量、感染性或其他休克状态、自发性呼气末正压通气(auto PEEP)、过敏反应、用药错误、全脊髓麻醉或异常广泛阻滞、气胸、局麻药中毒、迷走神经刺激、肺栓塞等。

9.治疗潜在病因(6H 和 6T,表 2-2)。

表 2-2 6H 和 6T

6H	6T
低血容量(hypovolemia)	张力性气胸(tension pneumothorax)
低氧血症(hypoxia)	心脏压塞(tamponade,cardiac)
酸中毒[hydrogen ion(acidosis)]	中毒(toxins)
低/高钾血症(hypo-/hyperkalemia)	肺栓塞(thrombosis,pulmonary)
低温(hypothermia)	冠状动脉血栓(thrombosis,coronary)
低血糖(hypoglycemia)	创伤(trauma)

四、注意事项

1.循环支持注意事项:

(1)按压部位:为两侧乳头连线中点处。

(2)按压方法:将一只手的掌根部放在按压部位,另一只手叠放在第一只手上,手指锁住,以掌根按压。按压时要注意肘关节固定,双臂伸直与患者胸壁成 90°角,垂直方向下压。

(3)按压频率:100～120 次/min。

(4)按压深度:5～6cm。

(5)按压后使胸廓充分回弹。

(6)尽量缩短胸外心脏按压的中断时间。

(7)每两分钟换一次按压者。

(8)若患者在床上,施救者可踩脚垫(便于按压);若患者在地上,施救者应跪倒在患者身体右侧,左膝与其肩部平行,双膝分开与肩同宽,以此姿势实施心肺复苏(CPR)。

(9)监测心肺复苏的质量,如果有创动脉舒张压＜20mmHg 或者 $PETCO_2$＜10mmHg,需要改善心肺复苏效果。

2.呼吸支持注意事项:

(1)如果无高级气道,按压与通气比例为 30:2。

(2)在建立人工气道的同时不应停止胸外心脏按压。

(3)在尝试气管插管过程中,通气中断不得超过 30s。

(4)对已经建立人工气道的患者,潮气量 400～700ml,频率 8～10 次/min,避免过度通气。

第二节　孕产妇心搏骤停

 一、疾病特点

孕产妇心搏骤停是急诊科和产科临床最紧急的事件,发生率虽然非常低,但极易导致母体或胎儿死亡,须迅速采取产科、麻醉科、心脏科、新生儿科等多学科治疗,平时也要加强演练(图 2-1)。产科因素和非产科因素均可能成为孕产妇心搏骤停的原因,其预后取决于原发病因、心肺复苏措施是否及时、正确等多种因素。针对孕产妇的生理变化特点,及时有效地实施心肺复苏术,有助于降低妊娠期心搏骤停的死亡率,挽救母婴生命。

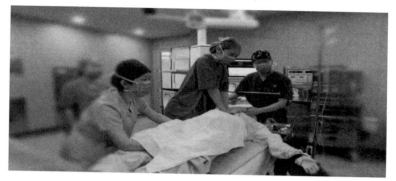

图 2-1 孕产妇心搏骤停抢救演练

 二、识别评估

1.孕产妇突然意识丧失,大动脉(股动脉、颈动脉)搏动消失,即可诊断为孕产妇心搏骤停,可伴有心音消失,测不到血压,无自主呼吸,瞳孔散大、反射消失,对疼痛无反应,心电图出现室颤或成一条直线。

2.事实上只要患者有急性意识丧失和大动脉搏动消失两项,就足以确立心搏骤停的诊断,不必依靠心电图和其他检查,以免延误抢救时机。

三、应急措施及步骤

1.发现患者心搏骤停,马上呼叫并寻求帮助,启动应急预案。

2.提供高质量的心肺复苏(CPR),同时减轻主动脉、下腔静脉受压。

(1)对宫高超过脐孔者,采用子宫侧移手法左推子宫。

（2）按压部位：比非妊娠者高 2～3cm。

（3）按压频率 100～120 次/min，按压深度 5～6cm，按压与通气比率 30∶2（气管插管前）。

（4）按压后使胸廓充分回弹，尽量缩短胸外心脏按压的中断时间。

（5）每两分钟换一次心脏按压者。

（6）监测心肺复苏质量，如果有创动脉舒张压＜20mmHg 或者 $PETCO_2$＜10mmHg，需要改善心肺复苏效果。

3. 尽早气管插管，注意困难气道和防止反流误吸。

4. 纯氧通气：呼吸频率 10 次/min，避免过度通气。

5. 首选上腔静脉建立静脉通路（必要时骨髓内输液：肱骨）。

6. 应用肾上腺素：每隔 3～5min 静脉注射 1mg（对不可电击者尽早使用）。

7. 如果患者心律变为可除颤心律——室颤/室速（VF/VT），立即除颤（双相 200J，单相 360J）。对除颤无反应者，可考虑使用胺碘酮或利多卡因。

8. 围死亡期剖宫产（孕周＞20 周）：当孕妇不可存活或复苏无效时，必须马上就地实施剖宫产，且应于心搏骤停后 4min 内实施。

9. 围手术期孕产妇心搏骤停常见的诱因鉴别：羊水栓塞、血栓栓塞、肺栓塞、产科出血、局麻药中毒、全脊髓麻醉或异常广泛阻滞、感染性休克、过敏反应、用药错误、气胸、迷走神经刺激等。

10. 治疗潜在病因。

（1）出血：低血容量、DIC。快速输血、输液。

（2）栓塞。①羊水栓塞：心肺复苏，紧急剖宫产，维持呼吸、循环、凝血功能。②肺栓塞：经食管超声心动图（TEE）/经胸超声心动图（TTE）检查，右心功能评估、溶栓。③空气栓塞：给予高流量纯氧，回抽气体，心肺复苏。

（3）麻醉：全脊髓麻醉、异常广泛阻滞、局麻药中毒等。相关处理见第三章第七节"局麻药毒性反应"。

（4）宫缩乏力：应用缩宫素、卡前列素氨丁三醇（欣母沛）、米索前列醇片等药物，按摩子宫。

（5）心脏病。①冠脉栓塞：行 TEE 检查，行经皮冠脉介入术（PCI）、主动脉内球囊反搏。②主动脉夹层：行主动脉夹层手术。③先天性心脏病：产后再行手术治疗。④肺动脉高压：应用降肺动脉压药物。⑤镁中毒：10％葡萄糖酸钙溶液 10ml，静脉注射。

（6）妊娠高血压综合征（简称妊高征）：子痫前期/子痫、心功能不全等。处理方法见前面相关章节。

（7）胎盘异常：胎盘早剥、胎盘植入等。

（8）脓毒症：液体治疗，应用抗生素，清除感染灶。目标：中心静脉压（CVP）＞8～12mmHg，平均动脉压（MAP）＞65mmHg，尿量＞0.5ml/（kg·h），中心静脉血氧饱和度（$ScvO_2$）＞70％。

（9）气胸：单侧呼吸音，可能会有颈静脉怒张和气管偏离（晚期征象）。紧急针刺排气（在锁骨中线第 2 肋间）和胸腔引流术。

（10）血气分析。①高钾血症：10％葡萄糖酸钙溶液 10ml 静脉注射；50％葡萄糖溶液 50ml＋普通胰岛素 10U 静脉注射，监测血糖水平（BGL）；5％碳酸氢钠溶液 100～150ml 静滴；呋塞米 10～20mg 静推；透析。②低钾血症：一般见尿补钾，10％氯化钾（ml）＝（4.5－实测 K^+ 浓度）×0.3×体重（kg）÷1.34，加入林格液或生理盐水中，静滴，速度≤20mmol/h，浓度≤40mmol/L（顽固性低钾血症常伴有低镁血症，严密监测电解质下予 $MgSO_4$ 1g，静滴）。③低血糖：50％葡萄糖溶液 40～100ml 静脉注射，必要时重复。然后继续输注 5％～10％葡萄糖溶液 300～400ml/h，直至血糖水平持续稳定（成人 50％葡萄糖溶液 1ml 约升高血糖 0.11mmol/L）。④酸中毒：5％碳酸氢钠（ml）＝0.4×剩余碱的绝对值（BE）×体重（kg）。

⑤低钙血症：10％葡萄糖酸钙溶液 10ml 缓慢静推，必要时 1～2h 后重复一次。

（11）心脏压塞：CVP 升高，左右心压力相等，通过 TEE 或 TTE 确认后可行心包穿刺引流或手术治疗。

（12）药物中毒：对阿片类药物中毒，可应用拮抗剂纳洛酮 $5\mu g/kg$。

（13）低氧血症：高流量纯氧通气，检查双肺呼吸音，气道吸引并重新确认位置。参考第三章第六节"低氧血症"。

（14）低温：保温毯，加温静脉输注液体，提高室温。

（15）高热：如考虑恶性高热，可应用丹曲林 2.5mg/kg。

四、注意事项

1.子宫侧移手法具体操作方法（图 2-2）：在子宫右上缘用手将子宫尽量向左推，使子宫偏离中线约 4cm。如果不能实施，可倾斜手术台，或在患者身下垫枕头、复苏用衬垫、卷起的毛巾或毯子，使患者倾斜，倾斜角度不超过 30°。

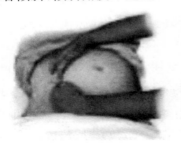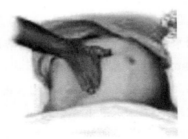

图 2-2　子宫侧移手法

2.充分评估气管插管的困难性：孕妇由于激素的改变，胃食管括约肌功能不全，反流的危险增加。如果饱食，误吸风险增大。因此在气管插管前和插管后，应对环状软管持续加压。孕妇气道可能因水肿而狭窄,应尽量由有经验的人员施行气管插管。

3.尽快施行 PMCS。PMCS(perimortem cesarean section)定义为心肺复苏后开始的剖宫产术,也叫围死亡期剖宫产术。孕 20 周以内,发生心搏骤停的孕妇无须行 PMCS;孕 20～24 周,行 PMCS 的目的是抢救孕妇;孕 24 周以上,行 PMCS 则对抢救孕妇和胎儿均有好处,有时甚至需要同时行紧急子宫切除术。施行 PMCS 的时间越快越好,需要在心搏骤停 4min 内就地施行剖宫产术,不优先考虑将患者转运至手术室。

4.《2020 美国心脏协会(AHA)心肺复苏和心血管急救指南》中关于孕妇心搏骤停的更新内容如下。

(1)由于妊娠期患者更容易发生缺氧,在孕妇心搏骤停复苏期间应优先考虑氧合和气道管理。

(2)由于可能干扰孕产妇复苏,在孕妇心搏骤停期间不应进行胎儿监测。

(3)建议对心搏骤停复苏后仍然昏迷的孕妇进行目标体温管理。

(4)在对妊娠期患者进行目标体温管理期间,建议对胎儿进行连续监测,确定是否存在并发心动过缓的可能性,并向产科和新生儿科征询意见。

第三节　无脉性电活动

 一、疾病特点

无脉性电活动指有组织心电活动存在,但无有效的机械活动。表现为脉搏消失。

二、识别评估

意识消失,脉搏消失,呼之不应。

判断是否由 6H 和 6T 引起的心搏骤停。

三、应急措施及步骤

1. 紧急呼叫,通知急救小组,准备抢救车。

2. 立即心肺复苏(CPR)。

(1)按压频率 100～120 次/min,按压深度 5～6cm(婴儿约 4cm,儿童约 5cm,青春期患者按成人标准),按压后使胸廓充分回弹。

(2)尽量缩短胸外心脏按压中断的时间(<10s)。

(3)每两分钟更换按压者(更换时检查脉搏和节律)。

(4)PETCO$_2$突然升高,表明自主循环恢复,不要为检查脉搏而停止胸外心脏按压。

(5)开放静脉通路。

(6)肾上腺素:每隔 3～5min 静推 1mg,小儿 10μg/kg(0.1ml/kg,浓度 1：10000)。

(7)没有脉搏或不可除颤心律:继续胸外心脏按压,给予药物。

(8)除颤:如果心律变为可除颤心律——室颤/室速(VF/VT),则立即除颤。成人:除颤双相波 200J,单相波 360J。小儿:开始除颤 2～4J/kg,继续胸外心脏按压 2min,每 3～5min 静推肾上腺素 10μg/kg。如果仍然室颤/室速,再继续每 2min 除颤。除颤能量递增(2～4J/kg)→4J/kg→4～10J/kg。胺碘酮 5mg/kg(负荷剂量)静脉注射,可以重复使用 2 次。

(9)如心肺复苏进行 6min 后自主循环仍未恢复,考虑体外膜氧合。

（10）三次除颤后仍然室颤/室速，可辅助药物。成人：利多卡因初始剂量 1～1.5mg/kg，总剂量不得超过 3mg/kg；胺碘酮初始剂量 300mg，如果需要第二次给药，剂量减为 150mg。小儿：利多卡因初始剂量 1mg/kg，维持剂量 20～50μg/（kg·min）；胺碘酮 5mg/kg 静脉注射，可以重复使用 2 次。

3. 考虑 TTE 或 TEE 检查寻找原因。

4. 告知家属：患者发生心搏骤停。

四、注意事项

1. 使用肾上腺素时，注意剂量，特别是婴幼儿。

2. 评定心肺复苏效果。

3. 在急救中保持静脉通畅（或考虑骨髓内输液）。

4. 要考虑因 6T 和 6H 引起无脉性电活动的可能，再对症处理。

第四节　室颤、室速—无脉

一、疾病特点

室速是指心室内快速而规则的激动，频率在 100～250 次/min 的宽 QRS 波心动过速（图 2-3）。

室颤：由于心脏出现多灶性局部兴奋，以致完全失去排血功能，QRS 波完全消失，出现大小不等、极不均匀的低小波，频率在 200～500 次/min（图 2-3）。

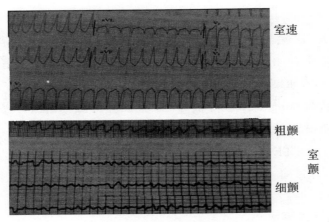

图 2-3　室速和室颤心电图

二、识别评估

1.黑蒙、头晕、心悸、呼吸困难。

2.心率 150～300 次/min,心电图显示宽大畸形 QRS 波或不规则颤动波。

3.血压低或测不出。

4.意识丧失、抽搐、休克。

三、应急措施及步骤

1.紧急呼叫,通知急救小组,准备抢救设备。

2.除颤:双相波 200J,单相波 360J。

3.立即开始心肺复苏(CPR)。

4.应用肾上腺素:每隔 3～5min 静推 1mg。

5.可考虑用血管升压素 40U(静脉注射,单次)取代第一或第二剂量肾上腺素。

6.重复心肺复苏(CPR):除颤,辅以药物。如果除颤 3 次无效果,按照由 6H 和 6T 引起的无脉性电活动处理;如果仍然室颤/室速,再继续除颤。

7.抗心律失常。

(1)无脉:胺碘酮 300mg 静脉注射或利多卡因 100mg 静脉注射。

(2)有脉:胺碘酮 150mg 静脉注射(超过 10min)。

(3)低镁血症或者尖端扭转型(Torsades)室速:硫酸镁 2g 静滴。

(4)高钾血症:①10％葡萄糖酸钙溶液 10ml 静脉注射;②50％葡萄糖溶液 50ml＋普通胰岛素 10U 静脉注射,并监测血糖水平;③5％碳酸氢钠溶液 100～150ml 静滴;④呋塞米;⑤透析。

四、注意事项

1.手术室:关闭挥发罐,高流量纯氧通气。

2.呼吸频率维持 10 次/min,避免过度通气。

3.确保静脉通路畅通(或考虑骨髓内输液)。

4.监测心肺复苏质量,如果有创动脉舒张压＜20mmHg 或者 $PETCO_2$＜10mmHg,需要改善心肺复苏效果。

第五节　心动过缓—不稳定

 一、疾病特点

正常人静息心率为 60～100 次/min。按照从前的标准,心率低于 60 次/min,称为心动过缓;《心动过缓和传导异常患者的评估与管理中国专家共识 2020》则将窦性心动过缓定义为心率＜50 次/min。

二、识别评估

心率＜50 次/min。

检查脉搏：如果无脉搏，参考无脉性电活动处理；如果有脉搏但血压低（图 2-4），则采取以下应急措施。

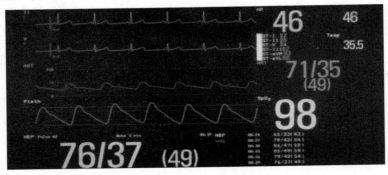

图 2-4　心动过缓—不稳定

三、应急措施及步骤

1.停止刺激迷走神经的操作，紧急呼叫抢救车。

2.维持患者气道通畅，给予高流量纯氧，必要时辅助呼吸，保证充足的通气和氧合。

3.确保静脉通畅，考虑减少或停止所有的麻醉药物。

4.应用阿托品：0.5～1mg 静脉注射，必要时 3～5min 重复一次（最大剂量 3mg）。

5.若阿托品无效，考虑使用下列药物。

（1）肾上腺素 1～10μg 静脉注射或 0.01～0.02μg/(kg·min)静脉泵注。

（2）异丙肾上腺素静脉注射（从 1～2μg 开始加量），或 0.01～0.02μg/(kg·min)静脉泵注。

（3）多巴胺 2～20μg/（kg·min）。

6. 请心内科会诊，考虑置入经皮临时起搏器（经静脉途径效果好，但急诊置入较为困难）。

（1）设置速度至少 80 次/min。

（2）增加电流量直到心室夺获。

（3）达到心室夺获后，确认能扪及脉搏。

7. 置入动脉导管，进行血气分析、血红蛋白、电解质等检查。

8. 排除心肌缺血：检查心电图，测定肌钙蛋白。

四、注意事项

1. 静脉通路是给药的生命通道，及时开通非常重要，不然会耽误抢救时机；心电图需要重新进行，因为心电监护的心电图是模拟信号，且只有一个导联。

2. 阿托品使用禁忌证：青光眼、前列腺肥大等。如阿托品使用过量，患者会出现抗胆碱能副作用，包括抑制腺体分泌，甚至出现意识障碍。

3. 抢救情况下可酌情考虑：多巴胺、肾上腺素可单独使用，也可协同使用；用微泵输注血管活性药物时最好使用中心静脉，尽量不使用外周静脉（药物会使外周血管收缩明显，导致局部静脉炎和坏死）。

4. 骤然停用某些控制心率的药物可引起反射性心动过速，导致心肌缺血。因此，这些药物需逐渐减量。

5. 高度房室传导阻滞（AVB）患者出现室性或交界性逸搏，属代偿反应。对此类患者，禁用利多卡因/β受体阻滞剂（可能造成心脏停搏）。

6. 患者急性心肌梗死后，因窦房结缺血、迷走神经张力过高等,严重心动过缓。阿托品大多有效。

7.紧急起搏适应证:症状性心动过缓或 AVB、窦性停搏、病态窦房结综合征(简称病窦综合征)、心脏停搏(刚发生)。

8.紧急起搏禁忌证:严重低体温(可能造成室颤)。

第六节　室上性心动过速—不稳定

 一、疾病特点

室上性心动过速—不稳定:发作时患者血流动力学不稳定,心律常常不规则,心电图 QRS 波形态大多不正常,但也可正常,可有胸闷、气促、心绞痛甚至晕厥等症状,需要采取紧急措施。

 二、识别评估

根据症状和心电图特征识别:心率＞100 次/min,节律常常不规则,QRS 波时限和形态常不正常,起始突然,常由一个房性期前收缩触发,下传的 PR 间期显著延长;可见逆行的 P'波,常位于 QRS 波末端或 ST 段、T 波上升支,QRS 波与 P'波关系固定;患者常有血压急剧下降、收缩压＜75mmHg、急性心肌缺血等生命体征改变。

检查脉搏:如果无脉搏,参考无脉性电活动处理;如果有脉搏,则按以下步骤治疗。

三、应急措施及步骤

1.给予高流量纯氧,减少吸入性麻醉药。

2.确保足够的通气、氧合。

3.立即同步电复律(清醒患者给予镇静药物)。

(1)当窄 QRS 波且规则时,电复律采用能量 50～100J。

(2)当窄 QRS 波但不规则时,电复律采用能量 120～200J。

(3)当宽 QRS 波且规则时,电复律采用能量 100J。

(4)当宽 QRS 波但不规则时,电复律采用能量 200J。

4.如果上述电复律无效,则再次同步电复律,并逐渐增加同步电复律的能量。

5.在准备电复律时,如果患者窄波且规则,可从最靠近心脏部位的静脉通道快速推注 6mg 腺苷,第二剂可以给予 12mg。

 四、注意事项

1.对血流动力学不稳定患者的抢救必须争分夺秒,一旦发现应紧急呼叫帮助,同步电复律必须第一时间响应。

2.静脉是患者的生命通路,确保患者有通畅的静脉通路。

3.若患者还未全麻插管,在电复律的同时准备气管插管物品,做好随时进行心肺复苏的准备。

第七节　室上性心动过速—稳定

 一、疾病特点

室上性心动过速—稳定:发作时患者血流动力学稳定,心电图 QRS 波形态多表现为正常(图 2-5),但也可能不正常,患者可有心悸、焦虑、眩晕等症状,但是生命体征正常。

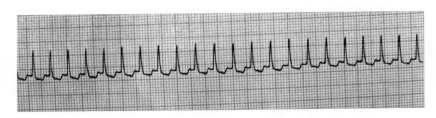

图 2-5　阵发性室上性心动过速（窄波）

 二、识别评估

根据症状和心电图特征识别：心率＞100 次/min，节律常常规则，QRS 波时限和形态大多正常；若伴差异性传导或原有束支阻滞，则 QRS 波形态异常。起始突然，常由一个房性期前收缩触发，下传的 PR 间期显著延长；可见逆行的 P'波，常位于 QRS 波末端或 ST 段、T 波上升支，QRS 波与 P'波关系固定；患者生命体征往往正常。

检查脉搏：如果无脉搏，参考无脉性电活动处理；如果不稳定，参见室上性心动过速－不稳定处理，准备同步电复律[有以下任意一项都属于不稳定：突然或（和）血压的急剧降低；收缩压＜75mmHg；急性心肌缺血]。

三、应急措施及步骤

1.吸入高流量纯氧，减少吸入性麻醉药。

2.确保足够的通气、氧合。

3.行 12 导联心电图检查，打印心电图报告，然后根据节律来治疗。

4.建议行迷走神经刺激，安排患者于合适的仰卧位并将其腿抬高。

5.若刺激迷走神经失败,可考虑腺苷(6~18mg)、维拉帕米、地尔硫䓬或β受体阻滞剂静脉注射治疗。

6.药物治疗无效或有禁忌者,推荐行同步电复律。

7.置入动脉导管,行动脉血气分析,电解质监测。

8.考虑心内科紧急会诊。

 四、注意事项

1.对于规则的窄 QRS 波室上性心动过速,刺激迷走神经方法优先推荐改良瓦尔萨尔瓦(Valsalva)动作(取仰卧位,双下肢抬高)。

2.对于规则的窄 QRS 波室上性心动过速,刺激迷走神经时,可进行心电监护并备好除颤仪,以防罕见室性心律失常的发生。

3.对于规则的窄 QRS 波室上性心动过速,如果使用上述药物都无效,可考虑使用普罗帕酮或胺碘酮。

4.对于规则的窄 QRS 波室上性心动过速,如果是心房扑动者,不推荐应用普罗帕酮。

5.对于规则的宽 QRS 波室上性心动过速,未知病因情况下不推荐使用维拉帕米。

6.对于不规则的室上性心动过速,预激综合征合并房颤快心室率反应患者,如无器质性心脏病和心功能不全,可以应用静脉普罗帕酮复律。

特殊紧急事件应急预案

第一节　过敏反应

 一、疾病特点

过敏反应是指已产生免疫的机体在再次接受相同抗原刺激时所发生的组织损伤或功能紊乱的反应。特点是发作迅速、反应强烈、消退较快。有明显的遗传倾向和个体差异。

二、识别评估

1. 缺氧：呼吸困难、急促，意识障碍。
2. 皮疹/荨麻疹、唇舌红肿/麻木。
3. 血压急剧下降，持续低血压。
4. 心动过速。
5. 支气管痉挛/哮喘。
6. 气道峰压（PIP）增加（全麻时可能出现）。
7. 血管神经性水肿（潜在气管水肿）。

三、应急措施及步骤

1.紧急呼叫帮助,准备抢救车,通知急救小组。

2.停止使用潜在的过敏原,如肌肉松弛药(简称肌松药)、乳胶、抗生素、胶体、鱼精蛋白、血液制品、对比剂等。如患者为静脉用药时,停止输液,换掉输液器和导管,不要拔针,保留静脉通道。

3.立即平卧,改善缺氧,心电监护。

4.迅速建立静脉通路,补充血容量。

5.考虑尽早使用肾上腺素(静脉注射),不断增加剂量,每 2min 一次,直到起效(成人起始剂量 $10\sim100\mu g$),最大剂量可能超过 1mg。

6.给予沙丁胺醇,严重时用肾上腺素治疗支气管痉挛。

7.给予 H_1 受体拮抗剂(如苯海拉明 $25\sim50mg$,静脉注射)、H_2 受体拮抗剂(如雷尼替丁 50mg,静脉注射)。注:异丙嗪使用不当可致 2 岁以下儿童呼吸抑制甚至死亡,故 2 岁以下儿童禁用。

8.考虑使用皮质醇激素(如氢化可的松 $200\sim400mg$ 或甲泼尼龙 $120\sim240mg$,静脉注射),减少双相过敏反应。

9.呼吸抑制时给予辅助呼吸;喉头水肿影响呼吸时,立即准备插管。必要时气管切开,保证气道通畅。

四、注意事项

1.如果患者心搏骤停,立即开始心肺复苏(CPR)。

2.排除其他原因:如肺栓塞、气胸、心肌梗死、出血、麻药过量、误吸。

3.当患者病情稳定后,考虑以下治疗:

(1)血清类胰蛋白酶水平检验(最高值在稳定后 60min 以内)。

(2)血清组胺水平检验(最高值在稳定后 30min 以内)。

（3）双相过敏反应可复发，考虑患者情况稳定后监护 24h。

（4）患者术后 6 周后完成所接受药物的皮肤试验，如为阳性，即可确定为过敏反应。

第二节　围麻醉期支气管痉挛

 一、疾病特点

支气管痉挛是围麻醉期常见的并发症之一，发生率为 0.6% ～ 0.8%。临床表现为支气管平滑肌痉挛性收缩，通气阻力增加，呼气性呼吸困难，引起二氧化碳蓄积和缺氧，如果处理不当可导致死亡。在全身麻醉手术中有多种因素可诱发支气管痉挛，直接威胁手术患者的生命安全。预防和处理围麻醉期支气管痉挛的发生具有重要的临床意义。

 二、识别评估

1. 出现以呼气为主的呼吸困难。

2. 病情严重者，出现发绀情况。

3. 听诊可闻及两肺广泛哮鸣音，且呼气时更为明显，呼气时间增加。

4. 严重哮鸣音反而减少或呼吸音消失（寂静肺或沉默肺）。

5. 呼气气道压力峰值增加。

6. 呼气末 CO_2 增加，并且有上升的呼气末 CO_2 波形。

7. 压力控制通气下潮气量减少。

三、应急措施及步骤

1. 高流量纯氧通气。

2.改变 I∶E(吸/呼比值)以保证足够的呼气时间。

3.加深吸入麻醉。

4.排除主支气管插管或者气管导管折弯,气道吸引(图 3-1)。

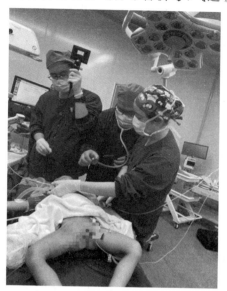

图 3-1　支气管痉挛识别及处理

5.吸入剂:β_2 受体激动剂(沙丁胺醇,多次喷)±抗胆碱药物(异丙托溴铵)。

6.如果病情严重,考虑肾上腺素(开始 $10\mu g$ 静推,之后逐渐增加剂量,监测心动过速或者高血压的发生)。

7.氯胺酮 $0.1\sim1mg/kg$ 静推。

8.氢化可的松 $100mg$ 静推。

9.雾化吸入外消旋肾上腺素。

10.排除过敏反应(低血压/心动过速/皮疹),参见本章前一节"过敏反应"。

11.及时行动脉血气分析。

51

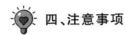

 四、注意事项

1.突发低血压的支气管痉挛患者可能是空气潴留,可以断开呼吸回路,让患者完全呼出。

2.所有患者术前均应严格禁烟 2 周,有哮喘病史、气道炎症者麻醉前应做预防处理。

第三节　产后大出血紧急输血方案

一、疾病特点

产后出血是导致孕产妇严重并发症和死亡的首位原因。产后出血具有出血速度快、出血量容易被低估、患者容易发生凝血功能障碍等特点。绝大多数产后出血所导致的孕产妇死亡是可以避免的或可以通过创造条件避免的,关键在于早期预防、早期诊断和正确处理。临床上对于这种致命性的产后大出血,需要一个随时待命的大出血抢救团队并制定可行的相容性紧急输血和大量输血方案(massive transfusion protocol,MTP)。

产后出血常见原因包括宫缩乏力、胎盘滞留或异常、软产道损伤、凝血功能障碍,其中最常见的是产后宫缩乏力。

二、识别评估

1.是否存在低血压、休克程度?

2.出血量:容积法/称重法、休克指数(1.0～1.5,出血量＞1000～1500ml;1.5～2.0,出血量＞1500～2500ml)、血红蛋白(Hb)/血细胞比容(Hct)。

3.出血速度:大出血指出血速度≥150ml/min 或出血速度达到

1.5ml/(kg·min)超过 20min；或 3h 内出血量超过总血容量的 50%，或 24h 内出血量超过全身总血容量。

4. 是否存在表情淡漠、烦躁不安和意识障碍？

5. 评估凝血功能，是否存在弥散性血管内凝血？

三、应急措施及步骤

1. 大量输血方案（MTP），见表 3-1。

表 3-1 大量输血方案

批次	红细胞	血浆	冷沉淀	FIB	PPCS	血小板	葡萄糖酸钙	氨甲环酸
0*				2g#			1g	1g/10min
1	3U■	600ml	6U					
2	3U■	600ml	6U			10U		
3	3U■	600ml	6U					
4	3U■	600ml	6U	2g	600U	10U	根据检测结果给药，维持血气分析 $Ca^{2+} \geq$ 0.9mmol/L	出血未停止，30min 后再静脉注射 1g
目标值	出血未控制或保留子宫	Hb≥80g/L，PT 和 APTT 低于参考值的 1.5 倍，FIB≥2.0g/L，血小板计数（PLT）≥75×10^9/L						
	出血控制或已切除子宫	Hb≥70g/L，PT 和 APTT 低于参考值的 1.5 倍，FIB≥1.5g/L，PLT≥50×10^9/L						

注：FIB，血浆纤维蛋白原；PPCS，人凝血酶原复合物。

* 剖宫产术中出血达到 1000ml 左右。

术前 FIB<4g/L 患者使用。对胎盘早剥、羊水栓塞、低纤维蛋白原血症或容量负荷过重等患者，以及供应的不是新鲜冰冻血浆时，均应增加冷沉淀或纤维蛋白原比例，建议将冷沉淀由 6U 改为 10U 或提早启用。

■ 配合有回收式自体输血时，红细胞量减半使用或每隔 1 个批次使用，或根据 Hb 检测值、出血速度等调整。

2.紧急情况下输血,见表3-2—表3-4。

表 3-2　紧急情况下 **ABO** 血型血浆、冷沉淀和血小板输注

受血者血型	ABO 血型血浆、冷沉淀和血小板			
	首选	次选	三选	四选
O	O	AB	A	B
A	A	AB	无	无
B	B	AB	无	无
AB	AB	无	无	无

表 3-3　紧急情况下 **ABO** 血型红细胞输注

受血者血型	ABO 血型红细胞			
	首选	次选	三选	四选
O	O	无	无	无
A	A	O	无	无
B	B	O	无	无
AB	AB	O	A	B

表 3-4　紧急情况下 **RhD** 阴性患者红细胞输注

受血者		ABO/RhD 血型红细胞			
Rh 血型	抗体	首选	次选	三选	四选
阴性	抗 D(−)	ABO 同型 RhD 阴性	ABO 相容 RhD 阴性	ABO 同型 RhD 阳性	O 型 RhD 阳性
	抗 D(+)	ABO 同型 RhD 阴性	ABO 相容 RhD 阴性	—	—

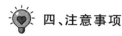 **四、注意事项**

1.目前尚没有统一的产科 MTP。由于不同地区血源管理模式和医疗资源不同,制定的严重产科出血 MTP 应适合本地区和本医院。MTP 的制定必定是临床医师依据患者的生理状况、出血风险评估、控制出血的能力和多学科协作等条件综合判断的结果;输血治疗方案的制定也不可能是简单的、机械的、公式化的,科学合理的输血方案一定是个体化的。如果条件容许,MTP 各成分配比需结合实验室血液学检查优化。

2.已经完成患者 ABO/RhD 血型鉴定,同时血液制品可以得到及时供应情况下,应当输注 ABO/RhD 血型相同的血液。但当临床上遇到紧急用血,输血科 ABO 同型血液储备短缺或在短时间内不能获得,已采取各种措施仍无法满足患者紧急抢救输血的需要,在此危急情况下患者如不立即输血就会危及生命时,临床医生应本着抢救生命为首要任务的原则,果断实施 ABO 血型相容的非同型血液紧急输注。紧急情况下的 ABO 非同型血液输注不能输注全血,只能实施成分输血,并在进行相容性输血的同时,及时与血站联系,尽快供应与患者同型的血液。

第四节　未预料困难气道

 一、疾病特点

未预料困难气道是指术前无困难气道高危因素的患者在麻醉过程中出现了困难气道(面罩通气困难或插管困难)的情况,属于紧急气道。该种情况下,患者极易陷入缺氧状态,必须紧急建立气道,否则极有可能出现"既不能插管也不能氧合",可导致气管切开、脑损伤和死亡等严重后果。

喉镜检查失败、气管插管失败（2＋1策略）、供氧困难或通气困难等紧急气道情况严重威胁患者生命。

 二、识别评估

1. 如果第一次直接喉镜看不到声带或者插管失败：应考虑喉外按压以改善喉部显露，或采用插管探条。

2. 直接喉镜插管不超过2次，其间继续面罩通气。如通气不畅，可考虑使用口咽、鼻咽通气道以改善气道通畅程度。

3. 如患者血氧饱和度正常，可考虑优化患者的体位（嗅花位、颈部伸展、肩垫高等），根据之前插管条件与反应可考虑追加肌肉松弛药和麻醉药物，选择不同的喉镜片等。

三、应急措施及步骤

1. 在上述评估前，紧急呼叫帮助，启动手术室内困难气道紧急预案（图3-2）。

2. 不能过于专注插管，而忽略了通气，一定要监测氧饱和度及呼气末CO_2情况，以确保患者氧供。如氧合过低，直接转第4条。

3. 如面罩可以通气时，应考虑唤醒患者（必要时使用氟马西尼、纳洛酮和舒更葡糖钠等相应拮抗药物），通过喉罩或者面罩完成手术，可视喉镜插管，纤维支气管镜辅助插管，使用插管型喉罩插管，逆行气管插管等。如面罩或喉罩通气不良，且置入口咽、鼻咽通气道仍不能改善，直接转第4条。

4. 当上述的任何通气方式均不可行时，考虑行紧急气管切开：经环甲膜穿刺气管喷射通气，经环甲膜切开通气，呼叫耳鼻喉科医师帮助气管切开，通过呼气末CO_2监测和听诊双肺呼吸声来确定导管成功插入气管。

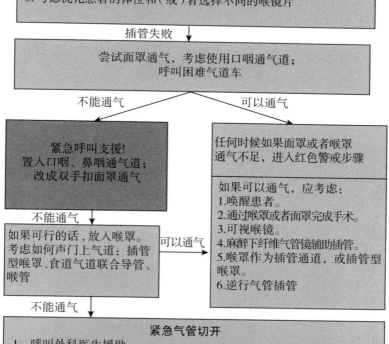

如果第一次直接喉镜看不到声带或者插管失败：
1. 考虑喉外部操作以改善喉部显露，喉外按压 BURP（向后，向上，向右的压力）。
2. 考虑用插管探条。
3. 直接喉镜插管不超过两次。
4. 重复直接喉镜前，考虑用面罩或者口咽/鼻咽通气道通气。
5. 考虑优化患者的体位和（或）者选择不同的喉镜片

插管失败

尝试面罩通气，考虑使用口咽通气道；
呼叫困难气道车

不能通气　　　　　可以通气

紧急呼叫支援!
置入口咽、鼻咽通气道；
改成双手扣面罩通气

任何时候如果面罩或者喉罩通气不足，进入红色警戒步骤

如果可以通气，应考虑：
1. 唤醒患者。
2. 通过喉罩或者面罩完成手术。
3. 可视喉镜。
4. 麻醉下纤维气管镜辅助插管。
5. 喉罩作为插管通道，或插管型喉罩。
6. 逆行气管插管

不能通气

如果可行的话，放入喉罩。考虑如何声门上气道：插管型喉罩、食道气道联合导管、喉管

可以通气

不能通气

紧急气管切开
1. 呼叫外科医生援助。
2. 尝试环甲膜切开术（经皮环甲膜气管切开术，或者外科气管切开术）。
3. 考虑经气管喷射通气，直到可以进行环甲膜气管切开。
4. 通过呼吸末二氧化碳监测和听诊双肺呼吸声来确定导管插入气管成功

图 3-2　未预料困难气道流程图

57

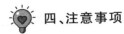

四、注意事项

1. 实行 2＋1 策略，即低年资主治医师或高年资住院医师插管 2 次，规培医师插管 1 次。

2. 每一步的失败都要考虑到是否要唤醒患者，恢复自主呼吸。

3. 不能过度专注于气管插管，要确保患者的有效通气情况，因为无通气则无氧合，极为致命。

第五节　低血压

一、疾病特点

顽固性或不明原因的低血压会导致组织灌注不足。

二、识别评估

成人收缩压＜90mmHg，舒张压＜60mmHg，或麻醉后血压低于麻醉前的 20％～30％（图 3-3）。

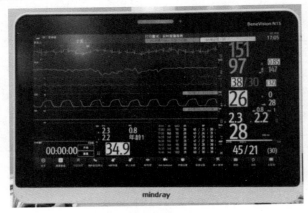

图 3-3　术中低血压

三、应急措施及步骤

1.寻求帮助。

2.检查颈动脉脉搏,同时查看监护仪,如脉搏消失或节律异常,立即进入高级心脏生命支持(ACLS)流程。

3.检查术野有无大出血或压迫心脏及大血管的情况。

4.开放至少两路通畅的静脉通路,晶体液或胶体液补液。

5.静脉给予升压药,去氧肾上腺素 $100\sim500\mu g$ 静脉注射或肾上腺素 $10\sim50\mu g$ 静脉注射,必要时重复给药或泵注去甲肾上腺素或(和)肾上腺素 $0.03\sim0.2\mu g/(kg \cdot min)$。

6.减少或停用全麻药物。

7.对于肾上腺皮质功能不全者,考虑甲泼尼龙 2mg/kg 静脉注射。

8.纯氧通气。

9.行心脏超声检查。

10.检查动脉血气。

11.留置导尿。

 四、注意事项

1.在处理的同时,迅速排除致命性因素。

(1)严重的过敏反应。

(2)心血管疾病:心肌梗死、心力衰竭、瓣膜疾病、大血管栓塞、心脏压塞等。

(3)出血。

(4)仰卧位综合征。

(5)气胸。

（6）局麻药中毒等。

2. 根据下述影响因素寻找病因。

（1）血压＝全身血管阻力（SVR）×心排血量（CO）。

（2）心排血量（CO）＝心率（HR）×每搏量（SV）。

（3）每搏量（SV）影响因素：前负荷、收缩力、后负荷。

第六节　低氧血症

 一、疾病特点

低氧血症：动脉血氧含量明显降低，引起组织供氧不足。一般定义为动脉血氧分压（PaO_2）低于 60mmHg（需排除血红蛋白量和类型的异常）。影响因素包括吸入气氧浓度（FiO_2）、大气压、患者的体位和年龄等。

 二、识别评估

患者神志出现嗜睡、谵妄、半昏迷或昏迷，唇色发绀，监护仪显示氧饱和度小于 90%。

三、应急措施及步骤

1. 紧急呼叫。

2. 高流量纯氧通气。

3. 检查血压、脉搏及气道通畅程度。

4. 对于全麻患者，检查呼气末 CO_2 数值。

5. 手动控制呼吸，排除麻醉机管路泄漏。

6. 双肺呼吸音听诊，检查气管导管位置（图 3-4）。

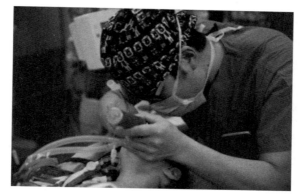

图 3-4　气管插管检查

7.如有气道分泌物,及时吸引。

8.处理后情况未见好转,准备抢救车。

根据可能的诊断考虑进一步治疗:①肺不张时,进行肺复张呼吸;②如支气管痉挛或哮喘,考虑使用支气管扩张剂;③增加肺的顺应性(使用肌松药,排除低血压后采用头高脚底位,解除气腹);④如经过处理后没有改善,考虑停止手术,术后是否入住 ICU,以及转运问题。

 四、注意事项

常见原因:①通气不足;②吸入气氧浓度过低;③通气血流灌注比例失调;④弥散功能障碍;⑤氧耗量增加。

第七节　局麻药毒性反应

一、疾病特点

局麻药毒性反应:各种原因引起的血液中局麻药浓度超过机

61

体耐受能力,阻滞全身组织的钠通道,从而对中枢神经、心肌、骨骼肌等各种兴奋细胞的动作电位产生影响,引起中枢神经系统和心血管系统出现各种兴奋或抑制的临床症状。

二、识别评估

1.早期症状:口舌发麻、耳鸣、头痛头晕等。

2.心血管系统:低血压、窦性心动过缓、传导阻滞、室性心律失常、室颤、心搏骤停等。

3.神经系统:惊厥、抽搐、神志异常、意识消失等。

三、应急措施及步骤

1.立即处理。

(1)请求帮助、停止使用局麻药物。

(2)气道处理:纯氧吸入,必要时气管插管。

(3)控制抽搐发作:首先考虑苯二氮䓬类(咪达唑仑 0.1mg/kg),或丙泊酚 1mg/kg;有不稳定征象的患者避免使用异丙酚。

(4)必要时就近准备体外循环设备。

2.心律失常的处理。

(1)必须进行初步和进一步高级心脏生命支持(ACLS)。

(2)避免使用血管升压素、钙通道阻滞剂、β 受体阻滞剂和局麻药。

(3)减少肾上腺素的剂量($<1\mu g/kg$)。

3.20%脂肪乳剂治疗(表 3-5)。

表3-5 20%脂肪乳剂治疗方案

时间	1—3 min	4—5 min	6—8 min	9—10 min	11—13 min	14—15 min	16min
药物剂量	3ml/kg	—	3ml/kg	—	3ml/kg	—	1ml/kg

注:"—"表示该时间段不给药。

四、注意事项

1. 中长链脂肪乳剂是治疗局麻药全身毒性的特效药(图3-5)。

2. 肾上腺素推荐小剂量使用。

3. 先推注一次脂肪乳剂后再使用肾上腺素是比较合适的。

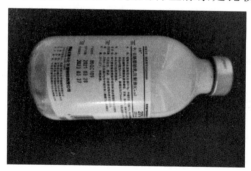

图3-5 中长链脂肪乳剂

第八节 恶性高热

 一、疾病特点

恶性高热(MH)是常染色体显性遗传的一种临床综合征,其典型临床表现多发生于应用挥发性吸入药和去极化神经肌肉阻滞剂琥珀酰胆碱之后,以激发的骨骼肌代谢亢进为特征,进而发展至多器官功能障碍甚至衰竭。

二、识别评估

1. 恶性高热家族史。

2. 先天性疾病:如中央轴空病、特发性脊柱炎、斜视、上睑下垂、脐疝等。

3. 诱发因素:使用挥发性麻醉药和(或)去极化肌松药(琥珀酰胆碱)。

4. 症状:全身麻醉后出现高热或者体温迅速上升,可达 40℃以上。

5. 全身肌肉僵硬(使用琥珀酰胆碱后发生咬肌痉挛)。

6. 异常的心动过速(严重的可导致室性心动过速、心室颤动)。

7. 异常的呼吸增快。

三、应急措施及步骤

1. 即刻实施抢救措施。

(1)立即终止使用吸入麻醉药和(或)琥珀酰胆碱等,立即求助。尽早联系并取得特效药(丹曲林),经大孔径静脉通路(如中心静脉)注射。丹曲林加入 60ml 无菌注射水中,丹曲林首次剂量为 1mg/kg,每次追加 1mg/kg,直至症状消失,最大耐受剂量为 7mg/kg。注意:禁用生理盐水或葡萄糖溶液溶解。

(2)立即更换钠石灰和呼吸管路,并用高流量氧(提高纯氧流量至 10L/min,通气量为原通气量的 2～3 倍)进行过度通气。

(3)通知外科手术医生尽快结束手术,如不能短时间内结束手术,应更换为使用不诱发恶性高热的药物维持麻醉。

2.对症处理。

(1)降温:当核心温度大于 39℃ 时立即开始降温,包括物理降温、连续性肾脏替代治疗(CRRT),甚至体外循环等措施。当核心体温降至 38℃ 时,停止降温,防止体温过低。

(2)纠酸:当 pH<7.20 时,静脉输注 5% $NaHCO_3$ 1~2ml/kg,根据血气结果调整用量。

(3)纠正疗高钾血症:过度通气,5% $NaHCO_3$(1~2ml/kg)、葡萄糖/胰岛素(0.1~0.2U/kg 胰岛素加 0.5g/kg 葡萄糖)静滴(每小时监测)。不宜使用钙剂。难以纠正时,应及时及早考虑血液净化治疗。

(4)纠正心律失常:可在心内科或 ICU 指导下使用常用药物。300mg 胺碘酮(成人)+250ml 生理盐水静脉输注,禁用利多卡因;艾司洛尔(β受体阻滞剂)1mg/kg,30s 内静推,继续予 0.15mg/(kg·min)静滴,最大维持量为 0.3mg/(kg·min)。准备除颤仪,必要时使用。

(5)维持循环稳定:保持液体出入平衡,适当应用血管活性药物。

(6)利尿:以维持尿量大于 2ml/(kg·h)。

(7)如发现较晚、核心体温已经严重升高,横纹肌容易发生溶解,可能需要使用小剂量肝素预防 DIC 的发生。恶性高热处理流程详见图 3-6。

🔆 四、注意事项

1.加强监测和治疗以确保患者安全度过围手术期。25% 的恶性高热患者可能在发病 24~48h 内复发,应加强监测和处理,体征消失后持续监测 24h。

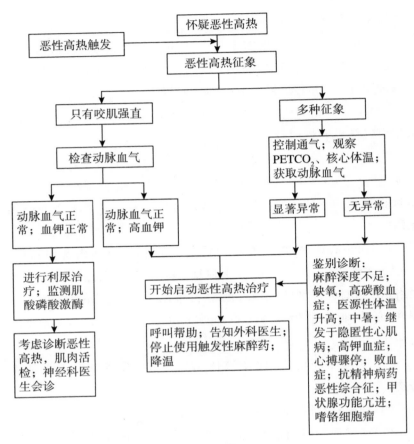

图 3-6 恶性高热处理流程

2. 如出现无寒战时肌肉僵硬逐渐加重,异常高碳酸血症伴呼吸性酸中毒,代谢性酸中毒不能用其他原因解释,核心体温异常升高等,则提示恶性高热复发,应继续静脉输注丹曲林 1mg/kg,间隔 4~6h 重复输注,或以 0.25mg/(kg·h)静推至少 24h,直到病情得到控制。

3. 符合下列所有条件者可考虑停用丹曲林或增加给药间隔时间至 8~12h:代谢状况稳定 24h;核心体温低于 38℃;肌酸激酶

（CK）水平持续降低；无肌红蛋白尿；无肌肉僵硬。

4.有条件者做筛查：肌肉活检，基因检测。

第十节 小儿喉痉挛

 一、疾病特点

小儿喉痉挛是指小儿喉部肌肉持续收缩，声带内收，声门部分或完全关闭而导致不同程度的呼吸困难。小儿喉痉挛发生率远高于成人，其诱因包括：手术操作（耳鼻喉手术）、麻醉操作（尤其是浅麻醉下口咽部机械刺激，如喉镜置入、吸痰）、化学刺激（如分泌物、血液）、患儿本身因素（低龄）、上呼吸道感染、吸烟暴露等。

 二、识别评估

1.部分性喉痉挛（呼吸运动降低）：喘鸣、呼吸气囊活动度降低、胸骨上凹陷、锁骨上凹陷、胸壁反常运动和腹式呼吸、吸气性哮鸣音等。

2.完全性喉痉挛（无呼吸运动）：无呼吸音；连接呼吸机上的呼吸皮囊不动，吸气性哮鸣音不能闻及；$PETCO_2$无起伏；持续的梗阻未解除可导致氧饱和度下降、发绀、心动过缓、心搏骤停等。

三、应急措施及步骤

小儿喉痉挛的简化处理流程见图3-7。进行针对性处理。

1.最优化气道位置（使患者头部倾斜，托下颌，罩好面罩），纯氧正压通气。

2.去除不良刺激。

3. 加深麻醉：①存在静脉通路时，加深麻醉（静脉吸入），静推丙泊酚 1～2mg/kg 或琥珀酰胆碱 0.1～2mg/kg（较小剂量的琥珀酰胆碱可以缓解喉痉挛；但如需插管，则需更大剂量）；②无静脉通路时，加深吸入麻醉，肌注琥珀酰胆碱 4mg/kg。

4. 必要时气管插管，气道内吸引。

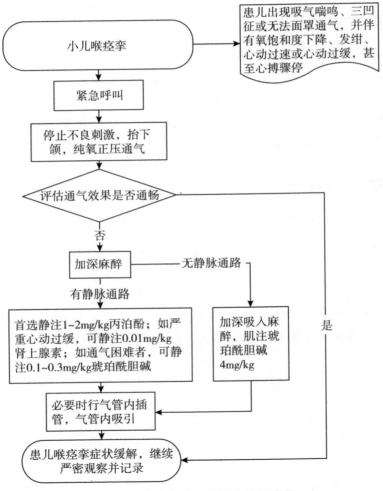

图 3-7　小儿喉痉挛的简化处理流程

四、注意事项

1.小儿喉痉挛重在预防,辨别喉痉挛的风险因素和制定合理的麻醉管理方案可有效降低喉痉挛的发生率及其严重程度。

(1)上呼吸道感染的择期手术应推迟2～3周。

(2)麻醉诱导期:①避免浅麻醉下气道操作;②气管插管前给予肌松药。

(3)麻醉维持期:充分麻醉和镇痛。

(4)麻醉苏醒期:应在麻醉状态下吸取口咽分泌物。

2.小儿麻醉常规备好琥珀酰胆碱、丙泊酚等插管药物。

第十一节　肺动脉高压危象

 一、疾病特点

肺动脉高压危象(PHC)是指在肺动脉高压(PH)的基础上,因多种因素诱发肺血管阻力(PVR),肺动脉压在短时间内急剧升高、接近或超过体循环压力和主动脉压,导致出现严重低心排血量、低氧血症、低血压和酸中毒的临床危象状态。肺动脉高压危象也是肺动脉高压患者的主要死亡和病残原因。

肺动脉高压危象表现:肺动脉压力骤然升高,血压下降,肝大,少尿,低氧血症,急性右心衰竭(处理时往往较棘手)。临床上常有典型的全心功能衰竭表现,如低氧血症、血氧饱和度下降、心排血量显著降低、心率加快和烦躁不安等,患者甚至发生晕厥。从模型对比图上可看出,肺动脉高压心肺与正常心肺的差异较大(图3-8)。

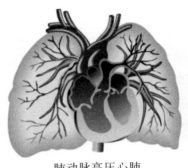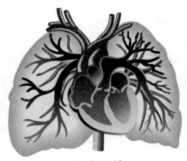

肺动脉高压心肺　　　　　　　　　正常心肺

图 3-8　肺动脉高压心肺与正常心肺模型对比

二、识别评估

肺动脉高压危象多为突发性,病情紧急,需要第一时间明确诊断。当患者出现不明原因血压下降、右心功能不全、低氧血症、尿量减少时,应考虑肺动脉高压危象可能。

三、应急措施及步骤

1.去除诱因,立即停止一切可能刺激患者的操作。

2.保持气道通畅、充分供氧,做好气管插管、呼吸机支持的准备。

3.有效镇静、减少应激反应。

4.血气分析,控制 $PaCO_2$ 在 30～35mmHg 左右,可适当过度通气以避免呼吸性酸中毒,但也不宜过碱。

5.纠正右心衰竭、低血压、酸中毒。

6.保持液体平衡。

7.保持窦性节律和房室协调性。

8.监测肺动脉压。

四、注意事项

1. 急性期降低右室后负荷。

（1）选择性作用于肺血管药物：伊洛前列素、波生坦。

（2）非选择性扩血管药：酚妥拉明、硝普钠、腺苷等，肺动脉给药效果最好。

（3）NO 吸入：推荐起始剂量为 $5\sim20ml/m^3$，数分钟后的最大剂量可用至 $80ml/m^3$。

2. 靶向药物治疗。

西地那非：用法 $0.5\sim1mg/kg$，每天 $3\sim4$ 次。联合 NO 吸入或吸入性伊洛前列素治疗 PHC，可避免肺动脉压反跳（高选择性扩张肺血管，对体循环血压无影响）。

3. 合理应用降低肺动脉压的药物。

（1）首选前列腺环素，初始剂量 $5\sim15\mu g/(kg\cdot min)$，必要时可快速增至 $20\mu g/(kg\cdot min)$，控制症状后持续给药维持；

（2）其次，异丙肾上腺素 $0.01\sim0.05\mu g/(kg\cdot min)$ 对降低肺血管阻力有一定效果。

（3）此外，硝酸甘油、硝普钠、氨茶碱、妥拉唑林均对肺动脉高压危象有一定作用；同时可减少儿茶酚胺的用量。

4. 保持冠状动脉灌注，治疗右心缺血。

灌注效果：去甲肾上腺素＞去氧肾上腺素。

第十二节　气　胸

一、疾病特点

气胸是指气体进入胸膜腔后，积气所引发的一系列症状，分为

71

闭合性气胸、开放性气胸及张力性气胸。术中气胸多为张力性气胸，属急症之一，严重的可危及生命，需紧急处理。

麻醉下因患者无意识，只能通过监护和体征来判断情况。气胸主要表现：低血压、低氧血症、心动过速、呼吸音减弱或不对称、吸气峰压增加、胸部叩诊音增强、晚期气管偏移、颈静脉怒张或中心静脉压增高。对创伤和慢性阻塞性肺病（COPD）患者，应高度怀疑发生了气胸。

二、识别评估

1.排除主支气管插管：听双肺呼吸音是否对称，检查气管插管深度。

2.排除导管阻塞：吸痰管吸引等。

3.观察双侧肋间隙是否饱满，是否随呼吸动作上下起伏，若一侧饱满且不随呼吸上下起伏，可快速叩诊以做鉴别（图3-9）。

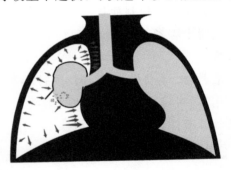

图3-9　术中张力性气胸形成

三、应急措施及步骤

1.在上述评估前，紧急呼叫，启动手术室内紧急预案。

2.高流量（10～15L/min）纯氧通气。

3. 紧急减压：如患者生命体征不稳定，可考虑用 14 或 16 号针穿刺患者锁骨中线第 2 肋间隙；如果是高张力气胸，可听到气流的嘶嘶声。

4. 经穿刺减压术后，患者生命体征改善后，可立即行胸腔闭式引流术。

 四、注意事项

1. 患者生命体征稳定时，可考虑立刻使用胸部 X 线、超声或 TTE 检查。当患者血流动力学不稳定时，无须等待胸部 X 线或超声结果再开始治疗。

2. 患者生命体征稳定后，可行纤维支气管镜检测气道通畅情况；可行胸部 X 线、超声等明确诊断。

3. 此类患者术后需转入 ICU 进行呼吸观察和胸腔闭式引流等24h 监护治疗。

第十三节　全脊髓麻醉

 一、疾病特点

全脊髓麻醉多由硬膜外阻滞剂量的局麻药误入蛛网膜下腔所引起。由于硬膜外阻滞的药物剂量远大于蛛网膜下腔阻滞的剂量，所以注药后迅速出现广泛的感觉和运动阻滞。

 二、识别评估

椎管内麻醉（图 3-10）后非预期的感觉平面迅速上升，上肢麻痹或无力，呼吸困难，心动过缓，低血压，意识丧失，甚至心搏骤停。

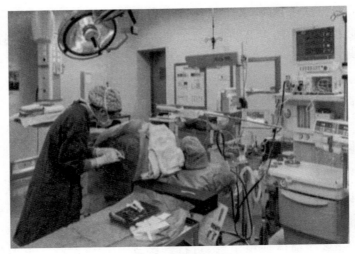

图 3-10　椎管内麻醉

三、应急措施及步骤

1. 请求帮助。

2. 面罩吸纯氧,或气管插管以控制呼吸。

3. 快速静脉输液,补充血容量。

4. 应用血管活性药物维持血压、心率和心律稳定:对轻度心动过缓,给予阿托品 0.5mg(静脉注射);如果心动过缓加重,尽快给予肾上腺素,静脉注射;对于严重心动过缓,立即给予肾上腺素,起始剂量 10μg,静脉注射,必要时加大剂量。

5. 如发生呼吸心跳停止,则心肺复苏。

6. 如果是孕妇,立即通知产科医生,必要时启动紧急剖宫产,监测胎心。

四、注意事项

1. 硬膜外阻滞时规范操作,确保局麻药注入硬膜外间隙。

2. 注药前回吸以确认无脑脊液回流,缓慢注射及反复回吸。

3. 强调硬膜外阻滞采用实验剂量,实验剂量不应超过蛛网膜下腔阻滞剂量,并且有足够观察时间(不短于 5min)。

如发生硬脊膜穿破,建议改用其他麻醉方法;如继续使用硬膜外阻滞,应严密监测并硬膜外少量分次给药。

第十四节　静脉空气栓塞

 一、疾病特点

静脉空气栓塞是指空气进入人体内引起的静脉血管栓塞,多为人为事故。此病具有起病突然、发展迅速、死亡率高等特点。空气经静脉到达右心室,经血液搅拌成为泡沫状,严重障碍右心室及肺的动脉血流,可引起患者急性右心衰竭甚至死亡(图 3-11)。

 二、识别评估

静脉空气栓塞的临床表现与进入人体内空气的量、速度和栓塞部位有关。

非全麻状态下,患者出现呼吸困难、咳嗽、胸闷、胸痛、气喘、发绀、面色苍白、抽搐昏迷,严重的引起死亡。

全麻状态下,临床症状和体征不明显,主要出现 $PETCO_2$、SpO_2、血压等下降,其中 $PETCO_2$ 下降出现最早,被认为是空气栓塞的早期征象,可预测血流动力学的改变。诊断标准为右心房出现气栓,并伴有以下情况之一:$PETCO_2$ 下降 $\geqslant 2mmHg$;血压下降

≥20％；SpO_2下降＞2％，排除其他原因引起的上述变化。

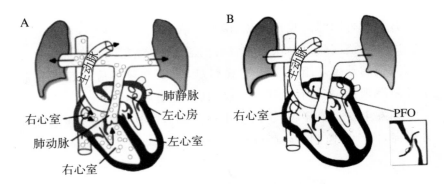

空气栓塞（A）　　　　　与反常空气栓塞（B）

图 3-11　静脉空气栓塞

注：PFO：卵圆孔未闭。

三、应急措施及步骤

1.立即停止一切操作，检查有关气源的管路或设备等，停用吸入麻醉药物，切断疑似栓塞途径，阻止空气栓塞继续进入。同时检查包括静脉管路、液体运转的机器，确定没有空气的情况下回输液体。

2.立即寻求帮助，告知术者尽快找到原因或及早结束。

3.高流量纯氧通气。

4.根据实际情况将患者置于头低足高位、左侧卧位，主要是防止压力梯度的形成和气体进入循环系统。

5.给予激素类药物以减轻肺水肿、脑水肿及全身的炎症反应。

6.进入空气较多时可行锁骨下静脉或颈内静脉穿刺抽气。

7.进行动脉穿刺有创监测并及时进行血气分析，纠正电解质紊乱。

8. 密切观察患者生命体征,必要时进行气管内插管,机械通气。

9. 扩容,通过血管活性药物维持稳定循环;如心搏骤停,则立即行电除颤和胸外心脏按压。

10. 符合转运条件时,需根据病情多学科讨论是否入高压氧舱治疗,术后仍需多学科监测。

 四、注意事项

1. 进行任何侵入性操作或者治疗涉及静脉,都应考虑到空气栓塞的可能,需引起足够重视。

2. 在手术期间,医务人员要特别重视手术部位高于心脏平面的手术的操作。

3. 静脉空气栓塞栓子进入动脉系统,引起器官的动脉栓塞。当栓塞发生于冠状动脉和脑内动脉时,可引起严重后果,甚至死亡。

4. 注意评估患者原发疾病及其身体情况,高龄及心肺功能障碍的患者对静脉空气栓塞的耐受能力显著降低。

第十五节 儿童脓毒症休克

 一、疾病特点

脓毒症是宿主对感染反应失调引起的危及生命的器官功能障碍;脓毒症休克为严重感染导致的心血管功能障碍,包括低血压、灌注异常,需要用血管性药物治疗。常见于胎龄≥37周的新生儿至 18 岁的患者(图 3-12)。

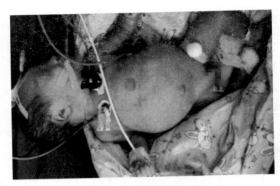

图 3-12　脓毒症婴儿

 二、识别评估

1. 对感染伴有以下情况儿童，考虑脓毒症。

（1）一般指标：中心体温＞38.5℃ 或＜36℃；心动过速或心动过缓；呼吸加快。

（2）炎性指标：白细胞计数＞$12×10^9/L$ 或＜$4×10^9/L$，或计数正常但未成熟白细胞＞10%；C 反应蛋白（CRP）或前降钙素高于正常值 2 个标准差。

（3）器官功能障碍指标：低氧血症，PaO_2/FiO_2＜300mmHg；格拉斯哥（Glasgow）昏迷评分（GCS）≤11 分；血肌酐大于正常最高值的两倍；国际标准化比值（INR）＞2；血小板计数＜$80×10^9/L$；总胆红素血＞4mg/dL。

2. 对脓毒症合并心血管功能异常患者，考虑脓毒症休克，即液体复苏后仍有以下情况。

（1）血压低于正常值两个标准差。

（2）需要血管活性药物维持血压。

（3）以下任意两条：①不明原因的酸中毒，碱剩余（BE）＞5.0mmol/L；②乳酸增高，大于正常最高值的两倍；③少尿，尿量＜0.5ml/（kg·h）；

④毛细血管充盈时间延长(>5s);⑤中心与外周体温差>3℃。

三、应急措施及步骤

1. 即刻(0min):识别意识改变和低灌注,予高流量吸氧,建立静脉/骨髓通路。

2. 初始液体复苏(5min):如无液体过负荷,10~20ml/kg平衡盐液/缓冲液推注,重复评估对液体的反应,并重复以10~20ml/kg的剂量推注,最初1h内总量可至40~60ml/kg,直至休克逆转或出现液体过负荷而限制液体进一步推注。液体复苏需关注心功能。

3. 液体复苏无效的休克(15min):肾上腺素0.05~0.3μg/(kg·min),去甲肾上腺素0.05μg/(kg·min),需要大剂量儿茶酚胺时可加用血管升压素。尽可能监测高级血流动力学指标及乳酸的动态变化趋势。对脓毒症休克患儿,应在1h内尽快抗微生物经验性治疗,一旦确定病原体,立即更换为窄谱抗生素。根据临床需要行气管插管,禁用依托咪酯。

4. 儿茶酚胺抵抗性休克(60min):若患者存在绝对肾上腺功能不全的风险,给予氢化可的松;在多普勒超声、脉搏指示连续心排血量(PICCO)监测下股动脉热稀释导管(FATD)或肺动脉漂浮导管(PAC)输液,正性肌力药、血管活性药物治疗。控制目标:MAP和CVP在正常范围,$ScvO_2 \geq 70\%$,心排血指数$(CI)3.3~6.0L/(min·m^2)$。

5. 持续儿茶酚胺抵抗性休克:排除心脏压塞、气胸、高腹内压。

6. 难治性休克:考虑ECMO。

四、注意事项

儿童脓毒症的集束化治疗观念重点关注:①早期快速识别;②快速循环稳定(液体复苏,应用血管活性药物和正性肌力药,体外生命支持）；③微生物学处理（病原学识别、病灶清除和抗微生物治疗）；④各系统治疗等。

第十六节　糖尿病酮症酸中毒

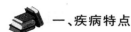

一、疾病特点

糖尿病酮症酸中毒（DKA）是指糖尿病患者在各种诱因作用下，胰岛素绝对或相对不足，生糖激素不适当升高，导致高血糖、高血酮、酮尿、水电解质紊乱、代谢性酸中毒等病理改变的症候群，其中酮体包括乙酰乙酸、β-羟丁酸和丙酮（图 3-13）。糖尿病酮症酸中毒患者可以有或无糖尿病病史，呼吸频率增加，呼气中有酮味，低血容量表现，离子间隙＞12mmol/L、血糖＞14mmol/L、酮血症或酮尿症（早期尿酮体也可阴性）。

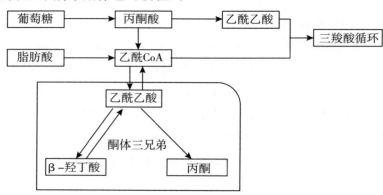

图 3-13　酮体的产生和代谢

二、识别评估

1.是否存在意识障碍，如烦躁不安或嗜睡。如有昏迷，则提示病情危重。

2.是否存在气道阻塞、呼吸抑制。呼气有烂苹果味(酮臭),提示严重酸中毒。

3.是否存在休克,如血压下降、心率增快、脉压变小、休克指数≥1。

4.是否存在酸中毒、低钾血症、高钠血症。

5.凡临床上出现高血糖、酸中毒、酮症都需与 DKA 相鉴别:高血糖高渗状态[pH/CO_2 结合力(CP)正常,血浆渗透压升高]、乳酸性酸中毒(血乳酸增高,尿酮体正常)、低血糖昏迷(血糖低,尿糖阴性)及其他疾病原因。

☞ 三、应急措施及步骤

1.保持气道通畅、吸氧,必要时行气管插管,机械通气。

2.尽快补液,恢复循环容量,降糖降酮体:血糖＞14mmol/L,用氯化钠溶液;血糖≤14mmol/L,应输入 5％葡萄糖溶液或葡萄糖氯化钠溶液,以有利于降酮体;血钠＞155mmol/L,给予0.45％氯化钠溶液。补液速度根据脱水和循环情况调整。

3.胰岛素治疗:短效胰岛素 0.1U/(kg·h)泵注,不建议负荷量以减少低血糖和低血钾风险。使用前纠正血钾(血钾水平应大于 3.5mmol/L);如血钾＜3.3mmol/L,优先补钾。如血糖＜14mmol/L,需应用 5％葡萄糖＋胰岛素(3～4g:1U),将血糖水平控制在 8～11.1mmol/L,直至尿酮体阴性。血糖下降速度以每小时 4.2～5.6mmol/L 为宜;若下降过快,存在脑水肿风险。泵注胰岛素≥1U/ml(附壁,一般为 50U 胰岛素加入 50ml 生理盐水中),胰岛素不可与碳酸氢钠同一输液通路(否则效价下降);每小时检测血糖、血酮体、血钾和其他电解质。

4.补钾:补液、胰岛素治疗和纠酸等有引发低钾血症的风险,根据血钾浓度补充氯化钾,血钾水平维持在 4～5mmol/L。若血钾＞5mmol/L 或尿量＜30ml/h,不补钾;若血钾＜3.3mmol/L,使用胰岛素之前先补钾。

5.纠正酸中毒:轻度酸中毒一般不需要使用碱性药物,经输液和胰岛素治疗,酮体水平下降,酸中毒可自行纠正。当 pH＜7.1、HCO_3^-＜10mmol/L、血钾＞6.5mmol/L 或对输液无反应的低血压等,可谨慎给予碱性药物(分次、少量)。首次 5％碳酸氢钠溶液100～200mL 或 2～4ml/kg;当 pH＞7.2 时,即停止补碱。

6.假性低钠血症:高血糖时,细胞内水转移,血糖水平每超过5.6mmol/L,血钠水平下降 1.6mmol/L;校正后血钠＞140mmol/L,提示严重脱水。注意容量治疗时所使用液体的钠离子浓度。

7.综合对症处理:去除诱因、抗感染、对症处理,加强脏器功能支持,防止并发症。

 四、注意事项

糖尿病酮症酸中毒可以是已确诊糖尿病患者由多种诱因作用下诱发的,也可以是糖尿病的首次发病症状。警惕爆发性 1 型糖尿病酮症酸中毒[通常表现为出现糖代谢紊乱症状后一周内发生糖尿病酮症酸中毒,初诊时血浆葡萄糖≥16mmol/L 且糖化血红蛋白(HbA1c)＜8.5％,尿 C 肽＜10μg/dL 或空腹 C 肽＜0.1nmol/L、胰高血糖素兴奋后或进食后 C 肽＜0.17nmol/L],孕妇为高危人群。DKA 常常凶猛、进展迅速、病情危重、死亡率和误诊率高,对孕妇和胎儿的危害极大。

第十七节　宫腔镜手术致水中毒

一、疾病特点

宫腔镜手术并发急性水中毒是术中膨宫液短时间大量进入血液循环,造成液体超负荷、血液稀释及血浆渗透压下降,从而引起的低钠血症、肺水肿、脑水肿及心血管系统等一系列并发症。该并发症发生率为 0.3%,一旦发生,病情十分凶险,诊疗不及时则会导致严重后果。

1.临床表现:①肺水肿,表现为胸闷、气促、咳嗽、咳泡沫痰,肺部可闻及湿啰音等;其病理表现可见图 3-14。②脑水肿:表现为烦躁、恶心、头痛、视力模糊、意识障碍等。③若有肾功能不全,则可引起少尿或无尿。④血钠水平降低。⑤血糖水平升高,当膨宫液选用 5% 葡萄糖溶液时,由于短时内大量葡萄糖进入体内,超出胰腺的代谢能力,可引起一过性血糖升高。

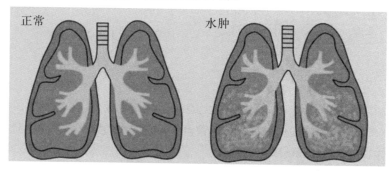

图 3-14　正常肺与肺水肿时肺部模型对比

2.宫腔镜手术期间水中毒的发生与膨宫压力,手术时间,手术对患者子宫内膜、子宫肌层的破坏程度,手术操作时血窦开放程度等因素相关。

3.急性水中毒的严重程度不仅与血钠水平的高低有关,而且与血钠水平降低的速度有关。

 二、识别评估

1.宫腔镜检查或手术史。

2.出现血压下降、心率及脉搏减慢、血氧饱和度降低、胸闷气促、恶心呕吐、咳泡沫痰、肺部可闻及湿啰音(肺水肿的症状)、精神恍惚、表情淡漠、烦躁不安、嗜睡、肌力下降、神经反射消失、抽搐或惊厥(脑水肿的症状)、昏迷、休克、少尿或无尿(肾功能不全的表现)等表现。

3.心电监护出现严重心动过缓、室性心动过速、心室颤动,以及 QRS 波增宽、ST 段抬高等心电图改变。

4.实验室检查发现低钠血症、低钾血症、低钙血症(不同程度下降),血糖水平升高。

轻度:血钠 130～135mmol/L。

中度:血钠 120～129mmol/L。

重度:血钠＜120mmol/L。

三、应急措施及步骤

1.停止手术。

2.充分供氧,必要时气管插管,肺水肿时使用呼气末正压通气(PEEP)。

3.利尿:呋塞米 20～40mg 静脉注射。

4.心功能不全时,予以心功能支持。

5.纠正低钠血症:对轻度低钠血症,可采用 0.9％氯化钠液静脉滴注;对中、重度低钠血症,采用 3％～5％高渗氯化钠溶液缓慢静脉滴注,补充 3％氯化钠溶液(ml)＝△Na$^+$(mmol/L)×体重

(kg)×1.17。（配制 3％氯化钠溶液方法：0.9％氯化钠溶液 500ml＋10％氯化钠溶液 150ml）

一旦抽搐停止，即减慢滴速，使血钠水平每小时上升 1～2mmol/L，直到达到 130mmol/L。

严禁血钠水平升高太快。血钠水平升高太快可引起中枢神经脱髓鞘病变，影响脑功能。

6.纠正酸碱平衡失调，监测钾离子浓度变化。

7.预防脑水肿：渗透性利尿剂和激素。

8.治疗高血糖（膨宫液为 5％葡萄糖溶液）。

250U 胰岛素加入 250ml 生理盐水，起始速度 0.1U/(kg·h)，随着血糖波动，使用下列公式治疗高血糖：每小时胰岛素单位数＝血糖(mg/dl)/150。

9.注意低体温，预防术后苏醒延迟。

四、注意事项

1.改善缺氧症状，一旦发生水中毒，应该尽快终止手术。保证供氧、增加潮气量，快速改善缺氧症状。合并肺水肿时，应加用 PEEP 通气。

2.纠正低钠血症、治疗水中毒，关键在补钠。纠正低钠血症的过程不是越快越好，血钠浓度上升不宜过快，开始 4～6h 升高速度建议控制在 1～2mmol/(L·h)，待病情稳定后降为 0.5～1mmol/(L·h)，24h 内血钠升高值不超过 12mmol/L。否则可能引起脑（尤其是脑桥）的脱髓鞘病变。此病变是由细胞外液渗透压快速升高引起的神经元髓磷脂脱落所致。症状常在低钠血症快速纠正后数天出现，表现为行为异常、意识障碍、共济失调、假性延髓性麻痹、发音困难等，严重时可死亡。如能存活，恢复需数周且不完全。

第十八节　心肌缺血

 一、疾病特点

心肌缺血患者由于冠状动脉病变而引起心肌缺血缺氧，并表现出胸闷、胸痛、气短，严重时出现心律失常、血流动力学不稳定等症状。

 二、识别评估

心电图改变：水平型或下斜型 ST 段压低≥0.1mV；非 Q 波导联 ST 段抬高≥0.1mV；缓慢上斜型 ST 段压低 0.2mV（图 3-15、图 3-16）。

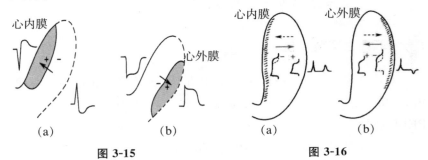

图 3-15

心内膜下心肌损伤时 ST 段压低（a），
心外膜下心肌损伤时 ST 段抬高（b）

图 3-16

心内膜下心肌缺血时 T 波高耸（a），
心外膜下心肌缺血时 T 波倒置（b）

三、应急措施及步骤

1.增加氧供：高流量纯氧；如贫血，输注浓缩红细胞；纠正低血压。

2.降低氧耗：减慢心率；恢复窦性心律；纠正高血压。

3.药物治疗：①β 受体阻滞剂可减缓心率（但心动过缓或低血

压时停用);②麻醉药镇痛(芬太尼或吗啡);③考虑硝酸甘油 0.5～5μg/(kg·min)持续泵注(低血压时停用)。④准备好应对心律失常,备抢救车、除颤仪。

4.心脏医生、外科医生、麻醉医生立即讨论:考虑肝素[负荷量 10U/kg,维持量 10U/(kg·h)]和氯吡格雷(首剂 300 mg)的使用;或考虑使用阿司匹林 160～325mg,通过直肠、口服、胃管给药。如果心电图显示 ST 段抬高型心肌梗死,考虑经皮冠脉介入术(PCI)的需要(如果外科手术已经开始,溶栓治疗是不可取的)。

5.放置动脉导管,可建立中心静脉导管。进行血气分析、全血细胞计数及肌钙蛋白测定等实验室检查。

6.可 TTE 或 TEE 监测容量状态及局部室壁运动异常。

7.如果血流动力学不稳定,考虑采用主动脉内球囊反搏。

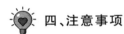 **四、注意事项**

1.根据怀疑心肌梗死的指数,考虑检测连续心电图或肌钙蛋白水平的需要。

2.如果怀疑梗死,应确保心脏方面的随访或住院复查。

3.保证良好的镇痛,体液平衡,合理使用 β 受体阻滞剂。

4.使用合适的氧疗方案以维持正常的血氧饱和度。

5.根据心脏专家的建议,考虑使用阿司匹林或二磷酸腺苷(ADP)受体抑制剂。

第十九节 反流误吸

 一、疾病特点

反流误吸发作突然,经常在麻醉诱导或者麻醉苏醒时发生,一旦发生,病情危急,可导致患者缺氧、发绀、支气管痉挛、肺部感染甚至心搏骤停等严重并发症,是麻醉诱导和苏醒期常见的死亡原因。

 二、识别评估

1.常根据患者临床表现发现,如:患者嘴角流出呕吐物;听诊患者双肺时闻及哮鸣音和湿啰音;用导管吸引气管,可吸出透明或者有色的液体。

2.有条件者行床边胸部 X 线检查:弥漫性渗出改变,以右肺下叶为著(急性期不多见)。

三、应急措施及步骤

1.重建气道:①吸引,吸净口腔及鼻咽腔;②尽快气管插管,保证气道通畅(图 3-17)。

2.体位:诱导时预防误吸头高位;发生呕吐时头低位。

3.清除误吸物:纤维或硬支气管镜检查,或者支气管灌洗0.9%生理盐水 20ml。

4.100%氧气吸入:气管内吸净后立即行机械通气[PEEP 5~10cmH_2O、小潮气量、快频率]。

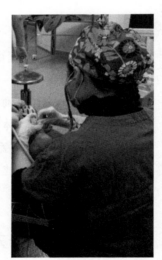

图 3-17 早期识别并重建气道

5.如病情允许,宜早期拔管:恢复呼吸道自主清除功能或持续气道正压通气(CPAP)10cmH_2O。

6.早期应用糖皮质激素:可调节炎症反应,但除非对正常生理反应进行强有力的干预,否则应用糖皮质激素并不能改变预后。

7.预防性应用抗生素:通畅情况下不常规应用(误吸感染性物质除外),但随后的继发性感染需要抗生素治疗。

8.气管内用药:异丙托溴铵、盐酸氨溴索(沐舒坦)等。

其他支持疗法:保持内环境稳定,纠正酸中毒。监护血流动力学、心电图、$PETCO_2$、SpO_2及动脉血气分析等。

 四、注意事项

1.对所有麻醉患者,均应做好全方位安全准备,即使是椎管内麻醉或者区域阻滞麻醉患者。

2.很多反流误吸患者均因术前禁饮、禁食不到位造成,应做好术前宣教。

3.在手术中发生的反流误吸常常不易被发现,麻醉期间应严密监测患者氧饱和度、气道压力、潮气量等数据的变化,及时发现反流的发生。

4.不应一味追求血流动力学稳定而使麻醉过浅,特别对于使用喉罩气管插管的患者,反流风险大大增加。

5.对于术前发现有困难气道可能的患者,应准备好匹配的口咽通气道;在发现通气困难后,应使用口咽通气道,而不是强行加压给氧,造成患者胃内压上升。

6.一旦发生反流误吸,应及时处理,越早处理越能避免较严重并发症的发生。

第二十节　急性重症颅脑损伤

一、疾病特点

急性重症颅脑损伤发病率在创伤外科急救中仅次于四肢外伤,占第二位,但致死率和致残率居首位,通常因片刻延误而失去抢救时机,因此快速评估诊断,及时处理尤为重要(图3-18)。

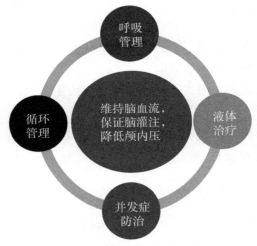

图 3-18　急性重症颅脑外伤管理

对有外伤史,急性重症颅脑损伤病情重、变化快的患者,需要争分夺秒紧急处理,包括保持呼吸道通畅,紧急处理脑疝,快速诊断并处理张力性气胸、心脏压塞、未控制的大血管和实质脏器破裂出血等。

二、识别评估

1.有无脑疝形成:意识障碍(GCS<8 分为重型或特重型颅脑损伤,通常需行紧急气管插管),瞳孔散大、对光反射迟钝/消失,呼吸浅快或深慢停止。

2.通气:是否存在气道损伤或阻塞,是否存在低氧血症。

3.循环:是否存在低血压/高血压、心律失常。

4.是否合并其他部位或脏器损伤:张力性气胸、心脏压塞、大血管和肝脾脏器破裂出血。

 三、应急措施及步骤

紧急评估,对迅速致死的紧急情况需要即刻干预。

1.控制气道,保持呼吸道通畅;如合并张力性气胸或血气胸,则尽快闭式引流;如合并颈椎损伤,注意颈椎保护,避免二次损伤。

2.迅速处理未制止的大出血,如四肢大血管或内脏破裂出血等。

3.脑水肿颅内高压处理:适当控制液体入量,脱水利尿,手术减压。

4.术中急性脑膨出:适当加深麻醉,维持 $PaCO_2$ 30～35mmHg、控制性低血压。

 四、注意事项

1.充分暴露,进行全面体格检查以评估是否存在复合伤,尤其心肺肝脾及脊柱骨骼等损伤。

2.保证脑灌注,避免低血压和低血容量:维持适当平均动脉压,避免长时间的过度通气,维持 $PaCO_2$ 30～35mmHg。

3.维持围手术期血糖水平在 110～180mg/dl(6～10mmol/L),并且避免血糖水平的剧烈波动。

4.防止颅内高压解除后血流动力学急剧波动,注意补充血容量,必要时使用血管活性药物。

经过及时而适当处理,大多数脑疝患者的损伤是可逆的。总体而言,儿童较成人预后更佳。

临床 新生儿篇

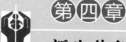

第四章
新生儿急症应急预案

第一节　缺氧缺血性脑病亚低温治疗

　一、疾病特点

缺氧缺血性脑病（HIE）是指各种围生期窒息引起的部分或完全缺氧、脑血流减少或暂停导致的胎儿或新生儿脑损伤。HIE患儿可出现一系列脑病表现，如兴奋或嗜睡、四肢肌张力高或松软、惊厥等；可遗留不同程度的神经系统后遗症，如智力障碍、癫痫、运动障碍等；脑电图异常者死亡率高。HIE是世界范围内新生儿围生期死亡和神经发育异常的重要原因。亚低温治疗可以降低新生儿HIE的病死率和18个月时严重伤残的发生率。亚低温治疗目前仅适用于中、重度HIE患儿。

二、识别评估

生后6h内，胎龄＞35周，体重＞1800g。并且同时存在下列情况：

1.有胎儿宫内窘迫的证据。

2.有新生儿重度窒息的证据，符合以下3项中任一项：①5min

Apgar 评分<5 分;②脐血或生后 1h 内动脉血气分析 pH<7.0 或 BE<−16mmol/L;③正压通气至少 10min。

3.生后 6h 内有中重度脑病表现。符合至少任意一项:①惊厥、不同程度的意识障碍、自主活动减少、肌张力低下、原始反射减弱或消失、多器官损伤。②动态脑电图(AEEG)提供脑病严重程度判断的证据(至少描记 20min)并存在以下任意一项:严重异常,上边界电压小于等于 10uV;中度异常,上边界电压大于 10uV,下边界电压小于 5uV;可见惊厥波。

HIE 识别评估流程见图 4-1。

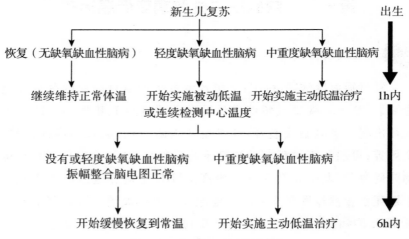

图 4-1 HIE 识别评估流程

👉 三、应急措施及步骤

中重度 HIE 出生后 6h 内开始亚低温治疗(图 4-2)。

1.将新生儿裸露放置在远红外辐射式抢救台/暖箱中。

2.监测心电、氧饱和度、血压和体温,AEEG 监测脑功能。

3.建立动、静脉通路。

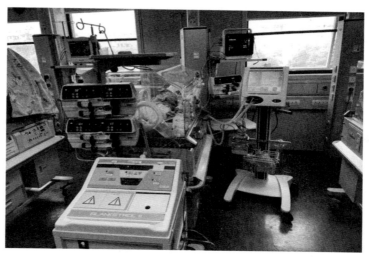

图 4-2 新生儿 HIE 亚低温治疗

4.完善治疗前检查：常规心电图,血常规,CRP,血气分析,乳酸,血电解质（钠、钾、氯、钙）,血糖,肝、肾功能,凝血功能,头颅B超。

5.直肠温度探头：插入直肠 5cm 左右,并固定于大腿一侧。放置皮肤温度探头于腹部,监测皮肤温度。

6.新生儿体温已经在亚低温治疗的可接受温度范围内,直接进入维持治疗状态。如果新生儿体温没有达到可接受的温度范围,开始诱导亚低温治疗,1～2h 达到亚低温治疗的目标温度并给予维持,持续治疗 72h,使目标温度维持在(33.5±0.5)℃。

7.复温：设置为 0.25℃/h,直到人体核心温度达 36.5～37.5℃。

四、注意事项

1.亚低温治疗排除条件：初始 AEEG 监测正常,存在严重先天畸形,颅脑创伤或中、重度颅内出血,全身性先天性病毒或细菌感染,临床有自发性出血倾向或血小板计数$<50\times10^9/L$。

2.注意监测亚低温并发症的发生。

第二节　奶液窒息

 一、疾病特点

新生儿的神经系统发育不完善,咳嗽反射较薄弱,当奶液由食管逆流到咽喉部时,在吸气的瞬间误入气管,导致气道机械性阻塞而发生窒息。

 二、识别评估

评估:呼吸、面色、意识。

1.口吐奶液或泡沫,呼吸困难、呼吸不规则或无呼吸。

2.颜面青紫、心搏骤停。

3.意识障碍、全身抽动、刺激无反应。

三、应急措施及步骤

1.立即将患儿取侧身头低位,给予拍背,清理呼吸道。同时紧急呼叫新生儿科和(或)产科医护人员。

2.治疗:按 ABCDE 方案执行。

(1)保持呼吸道通畅(A):①摆正体位;②吸氧,清理呼吸道。

(2)建立呼吸(B):①皮囊正压通气(心率<100 次/min,呼吸弱);②气管插管(心率<60 次/min)。

(3)维持正常循环(C):人工呼吸和胸外心脏按压。

(4)药物治疗(D):使用 1:10000 肾上腺素气管内/静脉给药。

（5）评价（E）：抢救过程反复评估心率、呼吸、肌张力等。

 四、注意事项

1. 建立和完善新生儿喂养制度。

2. 正确评估患儿病情，判断准确，正确处理。

3. 及时寻求帮助，团队协作，分工明确、配合默契。

4. 医疗、护理记录正确、及时。

5. 注意与家长沟通的方式方法，及时告知病情及转归。

第三节　新生儿持续性肺动脉高压

 一、疾病特点

新生儿持续性肺动脉高压（PPHN）：出生后肺血管阻力持续性增高，使由胎儿型循环过渡至正常"成人"型循环（图 4-3）发生障碍，从而引起心房和（或）动脉导管水平血液的右向左分流，临床出现严重低氧血症等症状。

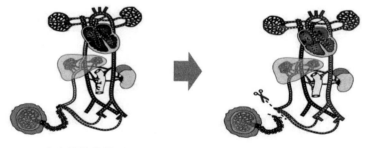

出生前胎儿循环　　　　　　　　　出生后胎儿循环

图 4-3　胎儿型循环过渡至正常"成人"型循环

PPHN 的发生约占活产新生儿的 0.2%,但在所有呼吸衰竭新生患儿中伴有不同程度的肺动脉高压的比例可高达 10%,并有相对较高的病死率。

 二、识别评估

1. 呼吸:发绀与呼吸困难不平行,肺部无明显体征。

2. 循环:全身性、持续性发绀,多发生于出生后 24h 内,吸高浓度氧后发绀多数不能好转。

3. 听诊:心脏听诊无特异性,部分患儿心前区搏动明显;肺动脉第二音亢进分裂,胸骨下缘有时可闻及粗糙的收缩期杂音。

4. PPHN 发生的相关因素:①围产期窒息或肺实质性疾病;②严重的新生儿湿肺;③并发肺动脉高压;④肺泡毛细血管发育不良;⑤心功能不全伴肺动脉高压;⑥围产期药物应用等。

三、应急措施及步骤

1. 呼吸支持和维持最佳肺容量,呼吸机辅助通气(可考虑高频模式)纠正低氧血症。呼吸机参数初调值:$FiO_2 > 0.80 \sim 1.00$,呼吸频率 50～70 次/min,PIP 15～25cmH$_2$O,PEEP 3～4cmH$_2$O,吸气时间 0.3～0.4s。

2. 使用镇静剂和(或)肌肉松弛剂。

3. 应用血管扩张剂以降低肺动脉压:西地那非、米力农、NO 吸入等(图 4-4、图 4-5)。

4. 纠正严重酸中毒,酌情使用扩容剂。

5. 使用增强心肌收缩力药物,维持适当体循环血压或纠正体循环低血压。

6. ECOM。

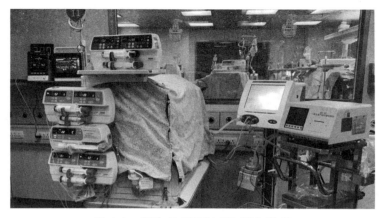

图 4-4 新生儿 PPHN NO 吸入治疗

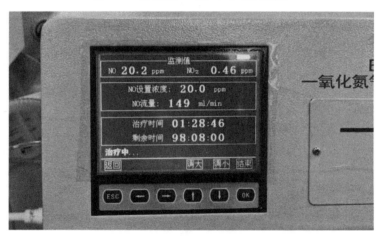

图 4-5 NO 治疗仪

 四、注意事项

1.诊断 PPHN 时,必须与引起新生儿期发绀的其他疾病相鉴别,特别是要排除发绀型先天性心脏病。另外,须与继发于其他疾病的 PH 相区别。

2.因肺过度充气或萎陷均可导致 PVR 增加,应选择合适的 PEEP 和 MAP,使胸部 X 线片显示吸气相的肺下界在 8 至 9 后肋间。

3.当有血容量丢失或因血管扩张剂应用后血压降低时,可用白蛋白、血浆、成分血、生理盐水等补充容量。

第四节　新生儿换血疗法

一、疾病特点

换血疗法(exchange transfusion)是治疗新生儿重症高胆红素血症最迅速有效的方法。换血疗法主要用于治疗新生儿溶血病(纠正溶血导致的贫血,防止缺氧及心功能不全)和高胆红素血症(降低胆红素,防止核黄疸发生)外,还可用于治疗新生儿弥散性血管内凝血、严重败血症、药物中毒,以及用于去除体内各种毒素等(图 4-6)。

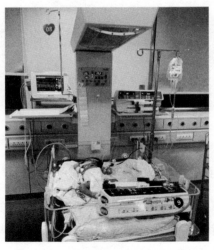

图 4-6　新生儿高胆红素血症换血

二、识别评估

1.各种原因所致的新生儿高胆红素血症达到换血标准时均应进行换血(图 4-7、图 4-8)。

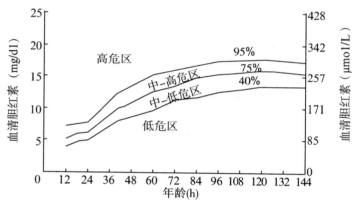

图 4-7 新生儿小时胆红素列线图

注:高危因素包括同族免疫性溶血、葡萄糖-6-磷酸脱氢酶缺乏、窒息、嗜睡、体温不稳定、败血症、代谢性酸中毒、低蛋白血症。

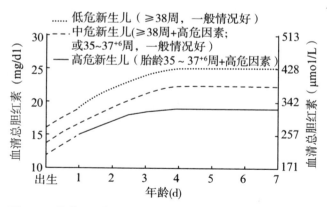

图 4-8 胎龄 35 周以上早产儿及足月儿的换血参考标准

(1)出生时脐血 Hb<120g/L,脐血胆红素水平>85.5μmol/L(5mg/dl),伴水肿、肝脾大、心力衰竭者。

②毛细血管 Hb<120g/L 并在出生后 24h 内进行性下降,出生后 48h 内血清胆红素水平>342μmol/L(20mg/dl)。

③对出现早期胆红素脑病症状者,不论血清胆红素水平高低及何时都应考虑换血。

④对早产儿或存在缺氧、酸中毒、低蛋白血症等胆红素脑病的高危因素时,应适当放宽换血指征,给予积极干预(表 4-1)。

表 4-1　出生体重<2500g 的早产儿出生后不同时间光疗和换血血清总胆红素参考标准(mg/dl,1mg=17.1μmol/L)

出生体重(g)	<24h		24~<48h		48~<72h		72~<96h		96~<120h		≥120h	
	光疗	换血	光疗	换血	光疗	换血	光疗	换血	光疗	换血	光疗	换血
<1000	4	8	5	10	6	12	7	12	8	15	8	15
1000~1249	5	10	6	12	7	15	9	15	10	18	10	18
1250~1999	6	10	7	12	9	15	10	15	12	18	12	18
2000~2299	7	12	8	15	10	18	12	20	13	20	14	20
2300~2499	9	12	12	18	14	20	16	22	17	23	18	23

2.严重贫血:出生时血红蛋白 80~100g/L,常用浓缩红细胞 80mL/kg 进行换血。

3.红细胞增多症:当静脉血 Hct>0.65,Hb>220g/L 时,可诊断。如静脉血 Hct 在 0.65~0.70,临床有症状者,可做部分换血。

☞ 三、应急措施及步骤

1.采用外周动-静脉(静-静脉)同步自动换血法。

2.血源的选择参照表 4-2。

表 4-2　不同血型换血的血源选择次序

新生儿	换血的血型选择次序
Rh 溶血病有抗 D 者	1. Rh 阴性,ABO 型同患儿
	2. Rh 阴性,O 型血
	3. 无抗 D IgG 的 Rh 阳性,ABO 型同患儿
	4. 无抗 D IgG 的 Rh 阳性,O 型血
Rh 溶血病有抗 C、E 等者	1. Rh 型同母亲,ABO 型同患儿
	2. Rh 型同母亲,O 型血
	3. 无抗 C、E 等 IgG 的任何 Rh 型,ABO 型同患儿
	4. 无抗 C、E 等 IgG 的任何 Rh 型,O 型血
ABO 溶血病	1. O 型红细胞,AB 型血浆
	2. O 型血
	3. 同型血
不明原因的高胆红素血症	1. 同型血
	2. O 型血

Rh 血型不合时:选择 Rh 血型同母亲,ABO 血型同患儿红细胞,紧急情况下也可选择 O 型血红细胞。

ABO 血型不合时:母亲 O 型血、子为 A 型或 B 型时,首选 O 型红细胞和 AB 型血浆的混合血。紧急情况下也可选择 O 型血或同型血红细胞。

建议红细胞与血浆比例为(2~3):1。

3.计算换血量通常为新生儿血容量的 2 倍。

4.准备换血的同时应给予强光疗 4~6h。

5.换血前可考虑予以苯巴比妥镇静。

6.换血前输注白蛋白以提高换血效果。

7.血型不合溶血换血前可考虑使用丙种球蛋白。

8.换血后继续强蓝光照射 24h。

9.换血过程中酌情予以吸氧。

10.换血前、中、后应监测生命体征、血气、血糖、肝功能、电解质、血常规、凝血功能等。

四、注意事项

1.禁忌证:急性心力衰竭患儿慎用。有脐炎、脐疝、坏死性小肠结肠炎或腹膜炎者禁用脐血管途径换血。

2.换血时注意入血端应排净空气,严禁使用输液泵。

3.动脉通路排血时应将输液器过滤网剪除。

4.双人核对三通方向。

5.确保肝素只注入空瓶内,切不可进入患儿体内。

6.严格无菌操作,防止感染及败血症的发生。

第五节　新生儿低血糖

 一、疾病特点

所有引起胰岛素分泌增多、反调节激素（生长激素、儿茶酚胺类、糖皮质激素等)分泌减少、自身储能不足的相关因素均可导致新生儿低血糖。

新生儿低血糖的高危因素包括母体因素和新生儿因素。最常见且最主要的 4 种新生儿低血糖高危因素为母亲患有妊娠糖尿病（GDM)、早产儿、小于胎龄儿（SGA)、大于胎龄儿（LGA)。对非 GDM 的 LGA,需警惕有无内分泌系统疾病。

二、识别评估

新生儿低血糖临床常为非特异性表现。

1. 交感神经兴奋性增高所致的症状和体征,如出汗、脸色苍白、激惹、饥饿、肢体抖动(震颤)、呼吸不规则、心动过速和呕吐等。

2. 中枢神经系统葡萄糖缺乏所致的症状和体征,如呼吸暂停、喂养困难、肌张力低下、哭声弱或高尖、惊厥、意识水平变化(如淡漠、嗜睡、昏迷)等。

3. 其他表现:发绀、窒息、低体温、心动过缓、气促等。

4. BGL<2.6 mmol/L(表 4-3)。

表 4-3　新生儿低血糖相关定义

项目	定义描述
过渡期低血糖	生后 1～4h 内 1.5mmol/L<BGL<2.6mmol/L,且无低血糖症状
反复低血糖	连续≥3 次监测 BGL<2.6mmol/L(包括常规监测及经临床干预后 30min 复测 BGL)
持续低血糖	低血糖持续时间超过 48h
严重低血糖	存在以下情况之一: ①BGL<1.5mmol/L; ②GIR≥8mg/(kg·min)仍存在反复或持续性低血糖; ③需要药物治疗的新生儿低血糖
症状性低血糖	出现低血糖相关临床表现,同时监测 BGL<2.6mmol/L
临床处理阈值	BGL<2.6mmol/L

注:GIR 为葡萄糖输注速率。

 三、应急措施及步骤

新生儿低血糖识别处理流程见图 4-9。治疗药物见表 4-4。

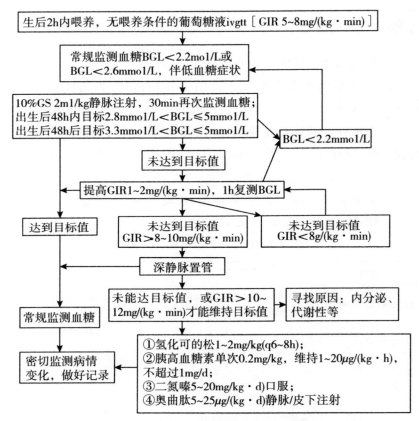

图 4-9　新生儿低血糖识别处理流程

表 4-4　新生儿低血糖的药物治疗

药名	作用机制	适应证	用法	不良反应
胰高血糖素	增加糖异生和糖原分解	①有糖原储存的顽固性低血糖新生儿；②难治的糖尿病母亲；③高胰岛素血症新生儿低血糖症	①静脉：单次0.2mg/kg，维持1~20μg/(kg·h)，最大量 1mg/d；②同时需静脉补充葡萄糖，避免低血糖反弹	①恶心、呕吐、低钠血症、血小板减少症；②剂量＞20μg(kg·h)时引起胰岛素反常分泌

续表

药名	作用机制	适应证	用法	不良反应
氢化可的松	①减少外周葡萄糖利用,增加糖异生;②降低胰岛素敏感性	①GIR>10mg/(kg·min);②持续性低血糖	静脉:每次1~2mg/kg,q6~8h	水钠潴留、血压波动
二氮嗪	β细胞钾通道激活剂,抑制胰岛素释放	①高胰岛素血症导致的持续性低血糖;②停止输注葡萄糖后长期治疗	口服:5~20mg/(kg·d),每日3次	液体潴留、多毛、嗜酸性粒细胞增多、白细胞减少、低血压
奥曲肽	结合生长抑素受体。抑制胰岛素β细胞钙通道,抑制胰岛素释放	①适用于疑似/确诊的高胰岛素血症;②不推荐新生儿期使用,需咨询儿童内分泌科医生	皮下/静脉:5~25μg/(kg·d),q6~8h	恶心、呕吐、腹泻、腹痛、过敏反应、胆石症

1. 对无高危因素的无症状足月儿,早期喂养治疗。喂养后复查,若血糖水平仍低,需静脉输注葡萄糖。

2. 症状性低血糖(暂时性):10%葡萄糖溶液 2ml/kg(1ml/min,静脉推注),随后持续静脉输注葡萄糖[速度为 5~8mg/(kg·min)],并根据需要提高输注速度以维持正常的血糖水平,每 30~60min 监测血糖直至稳定。

3. 持续性低血糖症:①持续静脉应用葡萄糖,中心静脉糖速最高可达 20mg/(kg·min)。②如仍不能维持正常血糖水平,则使用氢化可的松 (1~2)mg/(kg·次),q6~8h。

4. 对病因治疗:对高胰岛素血症患儿,可用二氮嗪、生长抑素;对半乳糖血症患儿,需不含乳糖的饮食;对糖原累积症患儿,应频繁少量喂养;对胰岛细胞瘤、胰岛细胞增生症患儿,需外科手术治疗等。

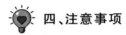

四、注意事项

1. 出生 2h 内尽早喂养。

2. 根据低血糖程度定期复查 BGL。

3. NICU/新生儿科:血糖维持在正常高限水平,即出生 48h 内维持 2.8mmol/L＜BGL≤5mmol/L,出生 48h 后维持 3.3mmol/L＜BGL≤5mmol/L。

4. 人体外周血管耐受糖浓度约 12%,当 GIR＞8～10mg/(kg·min) 仍不能维持正常 BGL 时,考虑深静脉置管[如 PICC(经外周静脉穿刺的中心静脉导管)、脐静脉置管]。

5. 在进行新生儿低血糖诊断时,完善血浆葡萄糖检测(己糖激酶法)。

第六节　新生儿呼吸暂停

一、疾病特点

新生儿呼吸暂停包括原发性和继发性两种。

1. 原发性

原发性新生儿呼吸暂停单纯因呼吸中枢发育不成熟所致。多见于早产儿,一般出生后 3～5 天发生,其发病率可高达 50%～60%,胎龄越小发病率越高。

2. 继发性

继发性新生儿呼吸暂停因素包括以下几种。

(1)缺氧:窒息、肺炎、肺透明膜病、先天性心脏病、惊厥发作、休克和严重贫血等。

（2）感染：败血症、脑膜炎、坏死性小肠结肠炎等。

（3）中枢神经系统疾病：脑室内出血、缺氧缺血性脑病、胆红素脑病等。

（4）环境温度过高或过低。

（5）代谢紊乱：低血糖、低钠血症、低钙血症、严重代谢性酸中毒和高氨血症等。

（6）胃-食管反流。

（7）因颈部前屈过度而致气流阻塞。

二、识别评估

1. 呼吸停止时间＞20s，伴有心率减慢（＜100 次/min），或出现青紫、血氧饱和度降低和肌张力低下。

2. 呼吸停止＜20s，伴有心率缓慢或发绀。

3. 一些早产儿特别是极早产儿经历较短的呼吸中断就可以导致心率或血氧饱和度下降。

4. 新生儿呼吸暂停多发生于早产儿的活动睡眠期，常需要临床干预后才能缓解。

三、应急措施及步骤

新生儿呼吸暂停处理流程见图 4-10。

1. 保持呼吸道通畅：鼻吸气体位，避免气道阻塞；奶后侧卧位；及时清理呼吸道分泌物。

2. 必要时保证有效、安全氧气供给，达到目标血氧饱和度值（0.90～0.94）。

3. 予以物理刺激。

4. 给予兴奋呼吸中枢的药物（枸橼酸咖啡因）。

5.对频繁发作的呼吸暂停患儿,予以无创机械通气:无创经鼻持续正压通气(NCPAP)/无创经鼻间歇正压通气(NIPPV)。

6.如无创机械通气不能控制呼吸暂停发作,应及时行气管插管机械通气。

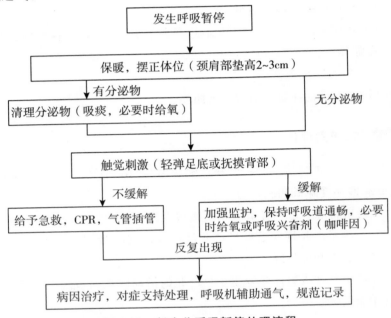

图 4-10　新生儿呼吸暂停处理流程

四、注意事项

1.避免可能促发呼吸暂停的诱因,治疗原发病。

2.加强监护:持续监测呼吸、心率、血氧饱和度,密切观察患儿面色、呼吸等情况,注意是否有心动过缓、发绀等异常情况。

3.定时监测血糖、血气、电解质等,避免发生低血糖、电解质紊乱、酸中毒等并发症。

第七节 新生儿惊厥

 一、疾病特点

新生儿惊厥是中枢神经系统疾病或功能失常的一种临床表现,是新生儿期常见急症之一,其临床表现很不典型。若惊厥反复发作或持续时间长,往往导致脑水肿、脑损伤、呼吸衰竭甚至威胁生命。

 二、识别评估

新生儿惊厥症状表现主要包括以下几点。

1.面色改变:常常会伴有短时间的面色发白或青紫。

2.眼神的改变:表现为失神、瞪眼或斜视等。

3.姿势的改变:正常的新生儿肢体常呈屈曲状态,四肢常有不规则的舞动。如四肢各关节角度<90°,说明肌张力增高;若四肢松软、伸直,全身成大字形,说明肌张力低下。

4.任何奇异的一过性现象或细微的抽动呈反复性、周期性出现,伴有眼球上翻或活动异常,又有惊厥的原因时,应考虑惊厥发作。

5.AEEG 监测到脑电波变化(图 4-11)。

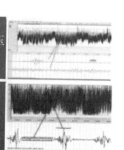

AEEG特征判断	背景活动: 连续图形/不连续图形/暴发-抑制/低电压 /平坦波。 平坦波、暴发-抑制预后较差	
优点: 监测时长, 电极少,4个, P3/P4/C3/C4	惊厥发作: 单个:振幅、边界升高。 反复:下边界短暂升高。 持续状态:EEG活动低平	

图 4-11 新生儿惊厥 AEEG

6.辅助检查(头颅 B 超、CT、MRI 等)显示有惊厥表现。

三、应急措施及步骤

新生儿惊厥是急症,必须立即紧急处理(图 4-12)。

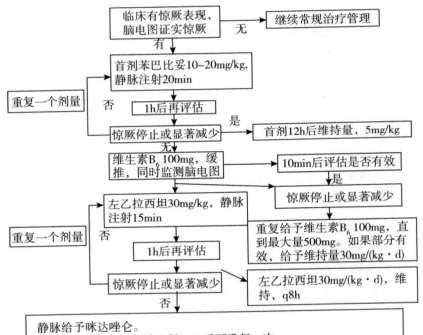

图 4-12　新生儿惊厥诊治流程图

1. 去除病因:纠正钠、钙、镁等电解质紊乱,纠正低血糖等。对维生素 B 缺乏或依赖者,应静脉注射维生素 B_6 50～100mg。

2. 确保呼吸道通畅、给氧:采用平卧位,头偏向一侧。及时吸痰。无论患儿有无发绀,有惊厥先兆就应立即给予吸氧。

3. 应用止惊处理药物。

（1）苯巴比妥钠：负荷剂量为 20～30mg/kg，首次 10～20mg/kg 静脉注射，如未止惊，每隔 10～15min 加注 5mg/kg。首剂 12h 后维持剂量为 5mg/(kg·d)，分两次应用。

（2）咪达唑仑的剂量为 0.15～0.3mg/kg，静脉注射；注射后仍有反复发作者可咪达唑仑持续泵入，剂量为 0.02～0.4mg/(kg·h)。

（3）左乙拉西坦：负荷剂量为 10～60mg/kg，初始维持静脉或口服剂量为 10mg/(kg·d)，每 3 天增加 10mg/(kg·d) 至 30mg/(kg·d)。

四、注意事项

1. 加强护理：保持环境安静，减少刺激。密切观察病情变化，注意心肺功能。维持营养及体液平衡。

2. 静脉注射维生素 B_6 100mg，输注时间＞20min，必要时每 10min 重复 1 次，最大剂量不超过 500mg。

3. 左乙拉西坦：输注时间＞15min，稀释浓度 5～15mg/ml。

第八节　新生儿阵发性室上性心动过速

一、疾病特点

阵发性室上性心动过速（简称室上速）是一种发生于新生儿群体的心律不齐临床症状，引起此种病症的主要原因包括心肌炎、遗传性心脏病、预激综合征等疾病，少数患儿会伴随器质性疾病。新生儿阵发性室上性心动过速具有阵发性和迅速性特征。

根据患儿房室折返旁道的差异性，可以分为显性旁道类型和隐匿通路类型。大部分阵发性室上性心动过速患儿为隐匿通路类型（图 4-13）。

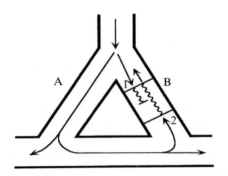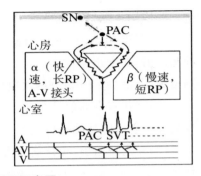

图 4-13　房室折返示意图

二、识别评估

1.临床表现:面色苍白、发绀、呼吸急促、拒奶、反应差、烦躁、呻吟等。查体:心率快,脉搏细弱,四肢循环差。

2.心电图提示心室率快,一般在 $230\sim320$ 次/min,QRS 波窄,可合并预激综合征,心率快,具有突发突止特点(图 4-14、图 4-15)。

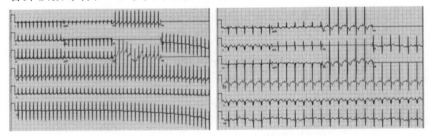

图 4-14　房室折返性室上性心动过速转律后心室预激 A 型

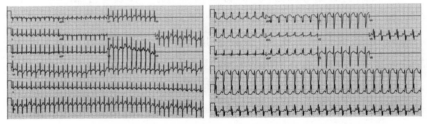

图 4-15　房室折返性室上性心动过速转律后心室预激 B 型

三、应急措施及步骤

1.去除病因。

2.兴奋迷走神经:冰袋法、负压咽喉部吸引。

3.药物治疗。

(1)心功能正常[左室射血分数(LVEF)≥50%]者:一线用药为普罗帕酮、艾司洛尔或三磷酸腺苷,静脉注射;胺碘酮为二线用药。

②心功能异常(LVEF<50%)者:胺碘酮作为一线用药;无效可联合艾司洛尔。

4.电复律(图 4-16):严重血流动力学障碍、明显低血压,或兴奋迷走神经、药物治疗无效,电复律能量 0.5～1.0J/kg。(洋地黄中毒引起的室上速或已经使用洋地黄者不宜用电复律)

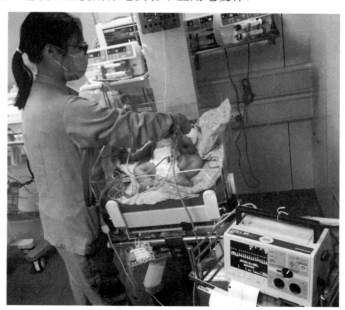

图 4-16　电复律治疗

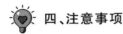

 四、注意事项

1. 保持呼吸道通畅、给氧。

2. 心电监护监测心律、血压、氧饱和度等。严密观察患者病情,避免恶性心律失常的发生。

3. 注意观察心电图动态变化。

第九节　新生儿呼吸机相关性肺炎

 一、疾病特点

新生儿呼吸机相关性肺炎(VAP)为机械通气 48h 后,或撤机、拔管后 48h 内发生的呼吸机相关性院内感染。

二、识别评估

满足以下两点之一即考虑诊断 VAP。

1. 体温上升(>38℃),或比平时上升≥1℃,体检有啰音或叩浊,且有以下之一者:新出现脓痰,X 线检查肺部有新的浸润灶、实变、空洞或胸腔积液等表现之一。

2. 病原学检查对 VAP 的诊断起到关键作用:血培养阳性,气管内吸引培养分离出流行菌株。

注意:新生儿临床症状往往表现不典型且缺乏特异性,特别是在低出生体重新生儿中,极少出现咳嗽、啰音等呼吸道症状体征,并且对这些低出生体重新生儿进行影像学检查也难以获得阳性发现。所以新生儿 VAP 的诊断需要依靠临床表现、影像学及病原学检查的结果进行综合判断。

三、应急措施及步骤

医疗卫生措施的完善及呼吸机的尽早撤离是降低 VAP 发生最为有效的措施。新生儿 VAP 抢救流程见图 4-17。

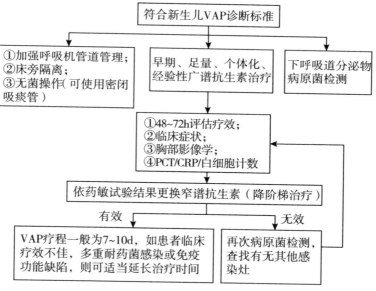

图 4-17 新生儿 VAP 抢救流程

1.适当的初始抗生素治疗,经验性抗感染药物治疗 48～72h 后根据临床治疗反应情况进行再评估,根据不同情况做相应处理,短程治疗(7～8 天)与长疗程治疗(10～15 天)。

2.抬高患者头部 30°～40°,能减少从口咽部及胃肠道流入下呼吸道的分泌物。

3.加强气道分泌物引流以通畅呼吸道。

4.在治疗中应保证能量供应,加强对水电解质、酸碱平衡的监测。

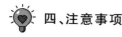 **四、注意事项**

1.合理正确使用抗生素。

2.加强手卫生。

3.对机械通气 3 天以上患儿,应对呼吸道分泌物及时进行病原菌培养。